HEILEN MIT VITALSTOFFEN

Dr. Ulrich Fricke (Hrsg.)

Länger und gesünder leben

FID Gesundheit

Die neuesten Geheimnisse aus der Komplementärmedizin

Wie Sie Krankheiten für immer besiegen mit Vitaminen, Mineralstoffen und Nahrungsergänzungsmitteln – verblüffend einfach und zuverlässig

HEILEN MIT VITALSTOFFEN

Dr. Ulrich Fricke (Hrsg.)

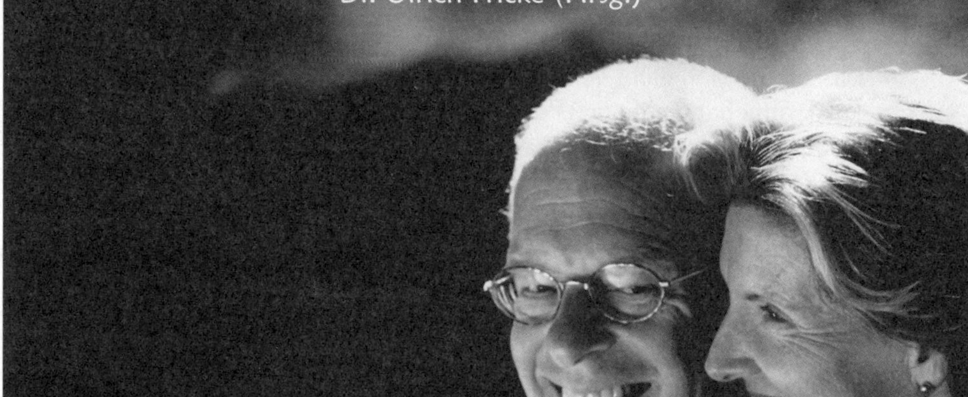

Länger und gesünder leben

FID Gesundheit

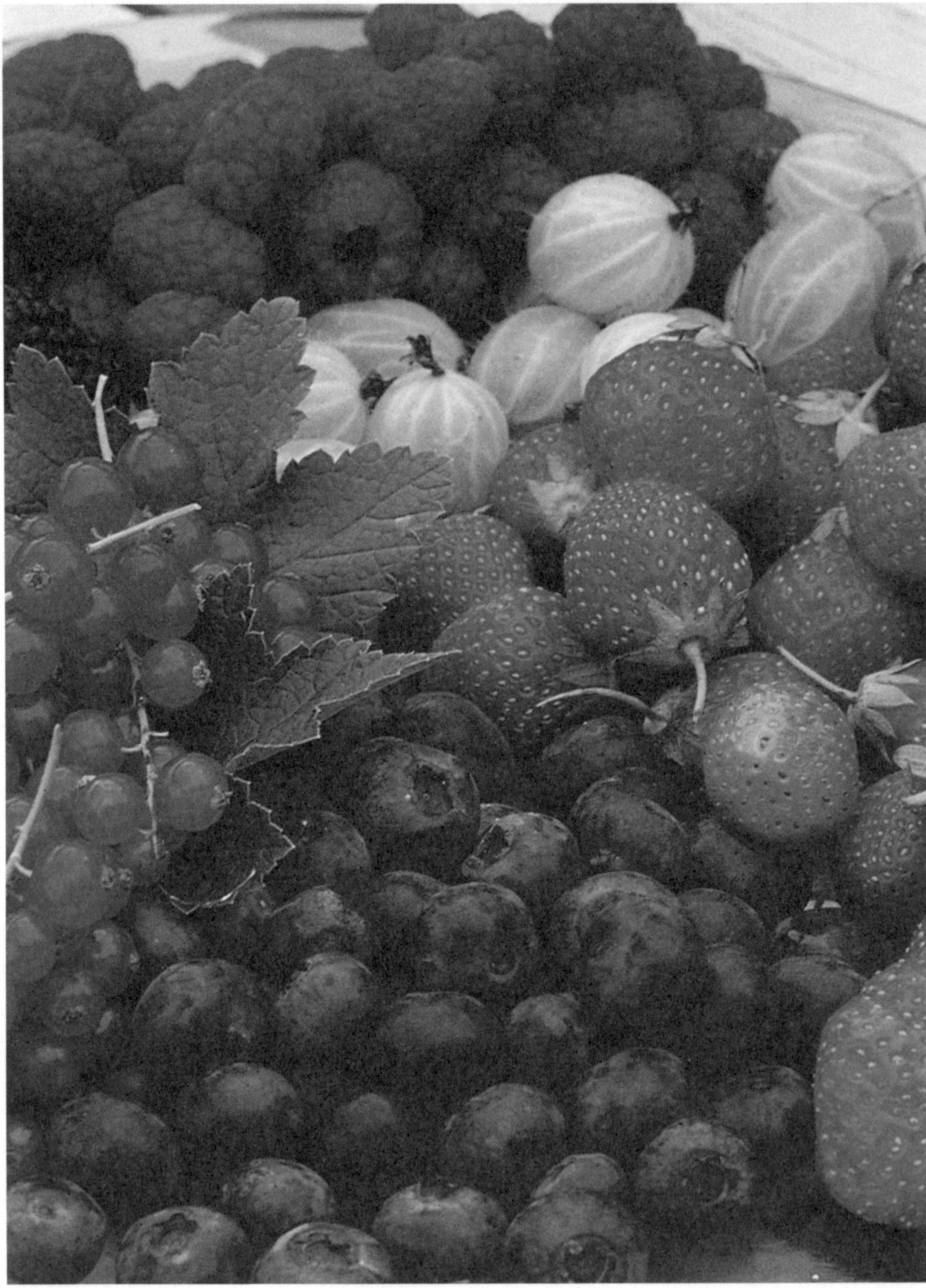

Heilen mit Vitalstoffen

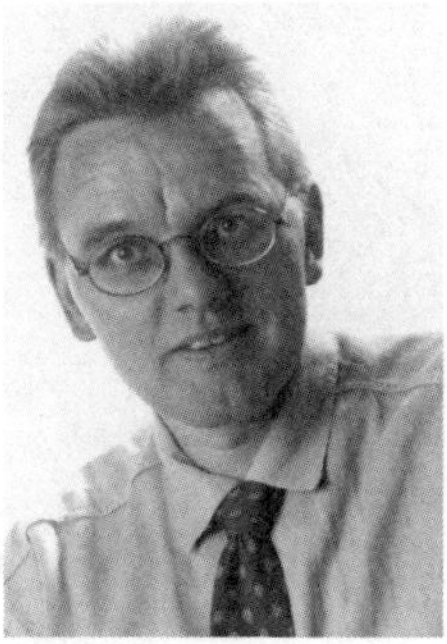

Dr. Ulrich Fricke

Liebe Leserin, lieber Leser,

mit Vitaminen und Mineralstoffen Krankheiten heilen – das ist tatsächlich möglich. Zugegeben, für Menschen, die unter Medizin hauptsächlich den Einsatz von immer neuen und angeblich immer besseren Pharma-Produkten verstehen, ist diese Vorstellung ungewöhnlich.

Doch die breite Ablehnungsfront gegen die Vitalstoffe beginnt allmählich zu bröckeln. Die „orthomolekulare Medizin“ – also das Vorbeugen und Heilen mit Vitalstoffen – wird langsam Teil der Schulmedizin. Jod und Selen sind schon lange keine „Außenseitertipps“ mehr, wenn es um die Vorbeugung von Schilddrüsenerkrankungen geht. Dass Vitamin D und Kalzium die Knochen stärken, ist mittlerweile Allgemeinwissen. Und so gut wie jede Schwangere bekommt Folsäure verschrieben, um Fehlbildungen ihres Kindes vorzubeugen. Magnesium ist heute das Mittel der Wahl gegen Wadenkrämpfe und leichtere Herzrhythmusstörungen.

Vitalstoffe sind meist preisgünstig, und nur in wenigen Fällen müssen Sie mit Nebenwirkungen rechnen. Dennoch werden diese Vorteile immer noch viel zu wenig genutzt. Doch die Erfolge der orthomolekularen Medizin sprechen eine deutliche Sprache: Vor allem auf den Gebieten der Herz- und Gefäßkrankheiten, bei Rheuma und Osteoporose, zur Schmerzlinderung sowie zur Stärkung des Immunsystems sind in den letzten Jahren echte Durchbrüche erzielt worden.

Darüber hinaus sind Vitalstoffe heute eine wertvolle Ergänzung für unsere Nahrung. Denn nur wer wirklich auf fünf Portionen Obst und Gemüse pro Tag kommt, kann seinen Grundbedarf an Vitaminen und Mineralstoffen decken. Doch wer schafft das schon? Und außerdem: Unsere Nahrungsmittel verarmen mehr und mehr an Vitalstoffen. Weite Transportwege, industrielle Verarbeitung sowie lange Garzeiten in den heute üblichen Großküchen und Fast-Food-Restaurants lassen die Vitalstoff-Gehalte dramatisch zusammenschrumpfen.

Als mündiger und aufgeklärter Patient sollten Sie unbedingt über die Heilerfolge der orthomolekularen Medizin Bescheid wissen – denn nur dann haben Sie tatsächlich die freie Wahl, wie Sie sich behandeln lassen möchten. Dabei wird Ihnen dieses Buch eine wertvolle Unterstützung sein.

Ihr

Dr. Ulrich Fricke

Herausgeber

Vitalstoff-mängel – Risiken und Folgen

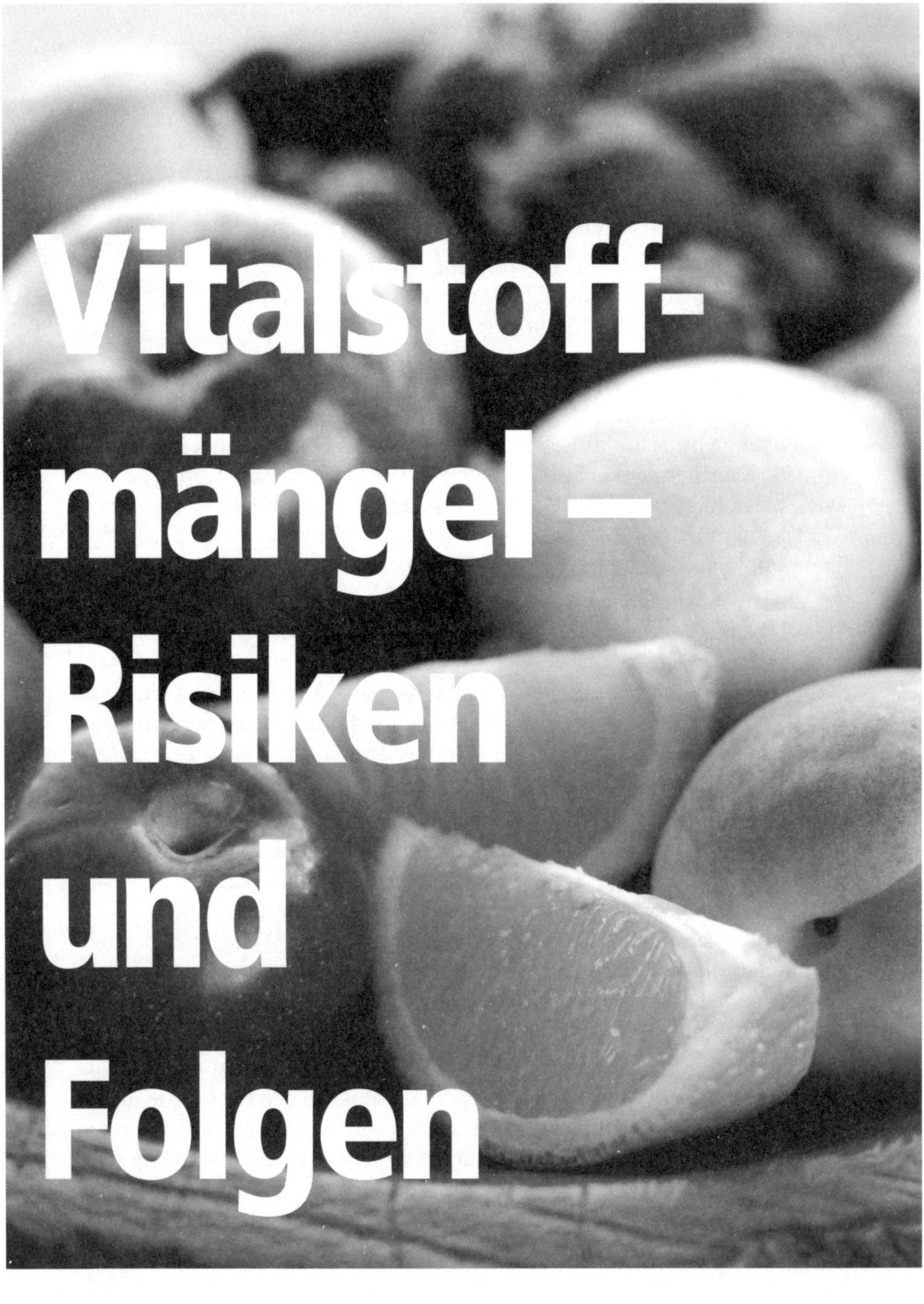

So schützen Sie sich mit hoch dosierten Vitalstoffen vor chronischen Krankheiten

Die offiziell empfohlenen Vitaminmengen reichen oft nicht aus, um versteckten Mängeln vorzubeugen

Vitamine gehören zu den Vitalstoffen, die unser Körper in der Regel nicht selbst herstellen kann und auf deren Zufuhr mit der Nahrung er daher angewiesen ist. Zu den Vitalstoffen zählen neben den Vitaminen Spurenelemente und Mineralstoffe. Anders als diese sind Vitamine jedoch organischen Ursprungs, das heißt, sie werden von lebenden Organismen aufgebaut.

Der Name Vitamin bedeutet „lebenswichtiges" Amin.

Die ersten Vitamine, die zu Anfang des 20. Jahrhunderts entdeckt wurden, waren organische Stickstoffverbindungen (= Amine). Der Name Vitamin bedeutet „lebenswichtiges" Amin – er ist leider etwas irreführend, da später auch Vitamine entdeckt wurden, die keinen Stickstoff enthalten.

Noch vor wenigen Jahrzehnten brachten es die vielfach schlechten Ernährungsbedingungen mit sich, dass weite Teile der Bevölkerung an Vitaminmangelkrankheiten (Avitaminosen) litten.

Die verbreitetsten Vitaminmangelkrankheiten waren:

- Skorbut: Vitamin-C-Mangel
- Rachitis: Vitamin-D-Mangel
- Beriberi: Thiamin (Vitamin-B_1-)-Mangel
- Pellagra: Niacin-Mangel
- perniziöse Anämie: Cobalamin (Vitamin-B_{12}-)-Mangel

Nachdem die Ursachen dieser Krankheiten weitestgehend erforscht sind, spielen sie heute – zumindest in den Wohlstandsgesellschaften – so gut wie keine Rolle mehr. Allerdings darf diese Tatsache nicht darüber hinwegtäuschen, dass auch bei uns **Vitaminmangel keine Seltenheit** ist. Denn die genannten Mangelkrankheiten sind nur das Endstadium eines langsam ablaufenden Prozesses. Schon lange bevor schwerwiegende Symptome bei Ihnen auftreten, kann Ihr Körper unter einem **schleichenden Vitaminmangel** leiden.

Ernährungswissenschaftler teilen Vitaminmangel in 6 Stadien ein

Je nachdem, welches Vitamin in der Nahrung unterrepräsentiert ist, treten jeweils andere Symptome auf, aber jeder Vitaminmangel zeigt im Grunde den gleichen allgemeinen Verlauf, der sich in sechs Stadien einteilen lässt.

Stadium 1: Durch mangelnde Zufuhr von Vitaminen entleeren sich langsam die Vitaminspeicher im Gewebe. Die Vitaminspiegel im Blut bleiben jedoch unverändert. Auch die vitaminabhängigen Stoffwechselprozesse sind noch nicht beeinträchtigt. Allerdings kann ein kurzfristig erhöhter Bedarf nicht mehr gedeckt werden. Beispiel: Vitamin-C-Mangel im Stadium 1 führt zu einer Anfälligkeit gegenüber Erkältungskrankheiten.

Risikogruppen für einen Vitaminmangel	
Vitamin B_1 (Thiamin)	Alkoholkranke, Schwangere, Dialysepatienten
Vitamin B_2 (Riboflavin)	Dialysepatienten, Alkoholkranke, Senioren
Vitamin B_6 (Pyridoxin)	Menschen mit niedrigem Milchproduktekonsum, mit Magen-Darm-Erkrankungen, Alkoholkranke, Leberkranke, Raucher
Folsäure	Personen mit Darmerkrankungen, Alkoholkranke, Schwangere, Raucher, Dialysepatienten
Pantothensäure	Alkoholkranke, Senioren, Diabetiker
Biotin	Schwangere, Sportler, Alkoholkranke, Dialysepatienten, Menschen mit Magen-Darm-Erkrankungen
Vitamin C	Personen mit Magen-Darm-Erkrankungen, mit Stress, Raucher, Alkoholkranke, Diabetiker, Dialysepatienten, Senioren, Krebskranke
Vitamin D	Senioren, Kleinkinder, Heimbewohner, Häftlinge, Nachtarbeiter, Leberkranke
Vitamin E	Frühgeborene, Patienten mit Magen-Darm-Erkrankungen, Raucher

Stadium 2: Die Blutspiegel sind weiterhin normal, aber in den Körpergeweben fällt der Vitamingehalt ab. Beispiel: Bei normalem Blutspiegel ist der Gehalt an Vitamin C in den Abwehrzellen bereits reduziert. Das Immunsystem arbeitet nicht mehr optimal.

Stadium 3: Auch die Blutspiegel nehmen ab. Vitaminabhängige Reaktionen werden mehr und mehr eingeschränkt. Beispiel: Langfristig ablaufende Umbauprozesse im Körper, die unter anderem zu Krebs führen können, werden vor allem durch einen Mangel an den Vitaminen C, E und Beta-Carotin begünstigt. „Echte" Mangelsymptome sind noch nicht zu erkennen.

Vitamin-C-Mangel macht Sie anfällig für Erkältungen.

Stadium 4: Ein Großteil der Körperfunktionen ist jetzt vom Vitaminmangel betroffen. Das führt zu allgemeinen Beschwerden. Beispiele: Müdigkeit, Leistungsschwäche, Appetitverlust, schlechte Wundheilung, Abwehrschwäche.

Stadium 5: Die Körperfunktionen, die am meisten auf das fehlende Vitamin angewiesen sind, fallen aus. Erst in dieser Phase kommt es zu „echten" Mangelsymptomen wie Skorbut oder Rachitis.

Stadium 6: Die Mangelsymptome sind auch mit Vitamingaben nicht mehr rückgängig zu machen.

Viele chronische Krankheiten lassen sich durch genügend Vitamine verhindern

Neben den klassischen Vitaminmangel-Krankheiten, die bei einer jahrelangen Unterversorgung auftreten, kristallisiert sich bei vielen anderen, vor allem chronischen Leiden heraus, dass sie vermutlich durch einen Vitaminmangel in den Stadien 2 oder 3 begünstigt werden.

So ist **Krebs** im Grunde keine Vitaminmangel-Erkrankung, aber zahlreiche Studien haben gezeigt, dass das Krebsrisiko um so geringer ist, je besser die Vitaminversorgung ist. Ähnliche Ergebnisse liegen mittlerweile für **Arteriosklerose** (mit den Folgen Herzinfarkt oder Schlaganfall), **rheumatische Erkrankungen** oder die **Alzheimer-Krankheit** vor.

In anderen Studien hat sich herausgestellt, dass selbst in Deutschland in weiten Teilen der Bevölkerung ein versteckter Mangel an Vitaminen anzutreffen ist.

In diesen Situationen sind Sie besonders auf eine höhere Vitaminzufuhr angewiesen:

- Schwangerschaft und Stillzeit
- höheres Lebensalter
- Alkoholkonsum
- Rauchen
- Schlankheitskuren
- fettreiche Ernährung
- nach Magen-Darm-Operationen
- Magentumore
- Darmentzündungen
- Zöliakie
- Lebererkrankungen
- Schilddrüsenüberfunktion
- Diabetes
- chronische Krankheiten
- längerfristige Einnahme von Medikamenten (Antibiotika, Anti-Baby-Pille, Kortison)

Vor allem **ältere Menschen sind von Vitaminmangel-Zuständen betroffen**. Der Grund dafür dürfte folgender sein: Im Alter sinkt aufgrund organischer Umstellungen und wegen veränderter körperlicher Aktivitäten der Energiebedarf beträchtlich ab – um 27 % bei Männern und um 23 % bei Frauen. Die Folge ist, dass weniger gegessen wird.

Vor allem ältere Menschen sind von Vitaminmangel-Zuständen betroffen.

Somit bekommt der Körper mit der Nahrung erheblich weniger Vitamine als früher – und das bei einem unvermindert hohen Bedarf. Das Resultat ist dann oft ein schleichender Mangel, vor allem, wenn nicht auf eine vitaminreiche Kost (Obst und Gemüse) geachtet wird. Können Sie Obst und Gemüse wegen etwaiger Zahnprobleme nur noch schlecht kauen, sollten Sie **auf frische Säfte oder pürierte Nahrungsmittel ausweichen**.

Um dem schleichenden Mangel vorzubeugen, sind höhere Vitamindosen nötig

Ein schleichender Vitaminmangel in den frühen Stadien verläuft für den Körper oft unbemerkt, und selbst viele Ärzte denken bei den ersten Symptomen nicht immer gleich an eine derartige Unterversorgung. Da ein schleichender Vitaminmangel mit den heutigen Untersuchungsmethoden nicht zweifelsfrei nachgewiesen werden kann, raten einige Ernährungsmediziner – vor allem Vertreter der orthomolekularen Medizin – dazu, sicherheitshalber mehr als nur die offiziell empfohlenen Vitamin-Dosen aufzunehmen. Beispielsweise sind die von der Deutschen Gesellschaft für Ernährung (DGE) in Frankfurt/Main offiziell empfohlenen Tagesdosen für sämtliche Vitamine danach berechnet, dass bei ihrer Zufuhr nicht mit dem Auftreten von Mangelkrankheiten (Stadium 5) zu rechnen ist.

Schleichende Mängel sind schwer nachweisbar.

Um dagegen einen **schleichenden Mangel** (Stadien 1 bis 4) **sicher ausschließen** zu können, hält Dr. Gerhard Ohlenschläger, einer der in Deutschland führenden Orthomolekularmediziner aus Königstein/Taunus, deutlich höhere Tagesdosen für notwendig. Diese sind bei den

Das sollten Sie beim Kauf orthomolekularer Vitaminpräparate beachten

Die meisten Vitaminpräparate mit orthomolekularen Konzentrationen dürfen aufgrund der gesetzlichen Bestimmungen in deutschen Apotheken nicht vorrätig gehalten und direkt verkauft werden. Die Apotheken können sie jedoch im Ausland für Sie bestellen. Alternativ können Sie die Präparate von dort auch selbst beziehen.

Beachten Sie bitte folgende Punkte:
Vitaminpräparate sollten zum Essen eingenommen werden; das steigert vor allem bei fettlöslichen Vitaminen die Aufnahme in den Körper. Die Höchstdosis für die Vitamine A, D und K sollten Sie vorher mit Ihrem Arzt besprechen.

Die meisten Präparate enthalten Füll-, Ergänzungs- oder Konservierungsstoffe. Bei Allergien oder Unverträglichkeiten sollten Sie sich darüber beim Hersteller informieren. Vitaminpräparate sollten dunkel und kühl, jedoch nicht im Kühlschrank aufbewahrt werden.

meisten Vitaminen für den Organismus ohne Nebenwirkungen. Ausnahmen sind allerdings die Vitamine A, D und K. Die offiziellen Empfehlungen dürfen hier nicht wesentlich überschritten werden, sonst können schwerwiegende Nebenwirkungen auftreten.

Gegen einen schleichenden Mangel helfen nur erhöhte Vitamindosen.

Die von Dr. Ohlenschläger auch **bei einer Dauereinnahme als sichere Dosis eingestuften Tagesmengen** und die jeweiligen offiziellen Empfehlungen finden Sie in der Tabelle unten.

Tagesdosen in dieser Größenordnung lassen sich mit der normalen Ernährung nur sehr bedingt aufnehmen. Zur Verfügung stehen jedoch orthomolekulare Präparate, die die Vitamine in entsprechenden Mengen bereits als Gemisch enthalten.

Vitamine: Mindestempfehlungen und sichere Dosis bei Dauereinnahme

Vitamin	Mindestempfehlung	sichere Dosis
Fettlöslich		
Vitamin A	1 mg (3.330 I. E.*)	7,5 mg (25.000 I. E.)**
Vitamin D	5 µg*** (200 I. E.)	25 bis 50 µg
Vitamin E	15 mg (20 I. E.)	266 mg (400 I. E.)
Vitamin K	80 µg	4.000 µg
Wasserlöslich		
Vitamin B_1	1,6 mg	300 mg
Vitamin B_2	1,8 mg	1.000 mg
Vitamin B_6	2 mg	200 mg
Vitamin B_{12}	3 µg	1.000 µg
Biotin	0,1 mg	140 mg
Folsäure	0,4 mg	400 mg
Niacin	18 mg	1.000 mg
Pantothensäure	6 mg	10.000 mg
Vitamin C	100 mg	5.000 mg

* I. E. = internationale Einheit der Wirkstärke

** Schwangere sollten täglich nicht mehr als 3 mg Vitamin A (10.000 I. E.) zu sich nehmen.

*** 1 µg = 1/1000 mg

Unabhängige Studie belegt Vitaminmangel

Vitaminmangel im reichen Westeuropa? Auf den ersten Blick klingt diese Vorstellung vollkommen absurd. Die Obst- und Gemüseabteilungen unserer Supermärkte quellen über, in den Regalen stapeln sich die Vollkornbrote, und vitaminreiche Obst- bzw. Fruchtsäfte gibt es heute in jeder besseren Kantine. Bitteschön, wo sollte die Vitaminversorgung also besser sein als bei uns?

Doch Experten des staatlichen Robert-Koch-Instituts (RKI) in Berlin haben im Frühjahr 2003 in einer aufwändigen Befragung das Essverhalten der Deutschen genau unter die Lupe genommen. Und die Ergebnisse haben für viel Wirbel gesorgt. Denn bei acht von 13 Vitaminen herrscht in weiten Schichten der Bevölkerung eine tatsächliche Unterversorgung.

Und diesmal waren es eben nicht etwa die Vertreiber von Vitamin-Präparaten, die die Zahlen präsentierten, um den Absatz ihrer Produkte zu fördern.

Vitaminmangel:
Nur die Spitze des Eisbergs ist sichtbar

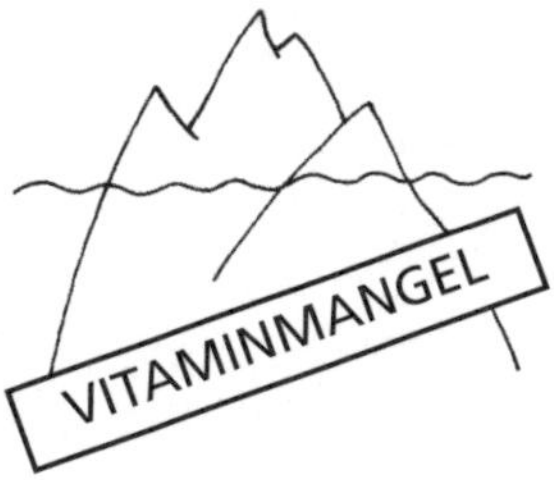

Mangelkrankheiten

- Skorbut (Vitamin C)
- Beriberi (Vitamin B_1)
- Rachitis (Vitamin D)

schleichender Mangel

- Leistungsschwäche
- Anfälligkeit für Krankheiten
- Verdauungsstörungen

Echte Mangelkrankheiten sind nur die Spitze des Eisbergs. Ein schleichender Mangel bleibt zunächst unerkannt, kann aber auf lange Sicht viele gesundheitliche Störungen begünstigen.

Die meisten Menschen erreichen die täglichen Mindestmengen nicht

Im Rahmen des so genannten Bundesgesundheitssurveys (engl.: survey = Befragung) haben die Wissenschaftler des RKI 4.030 Personen im Alter zwischen 18 und 79 Jahren nach ihren Essgewohnheiten befragt. Aus diesen Daten wurden dann die aufgenommenen Nährstoffmengen berechnet.

Wie die Ergebnisse zeigen (siehe Grafik auf Seite 19), ist die Vitaminversorgung in Deutschland alles andere als optimal. Denn bei vielen Vitaminen werden noch nicht einmal die **erforderlichen täglichen Mindestmengen** erreicht.

Das bedeutet nicht, dass es bei den betroffenen Personen sofort zu den früher bekannten typischen Vitaminmangelkrankheiten kommt (z. B. Skorbut, Beriberi oder Rachitis). Diese sind heute in Mitteleuropa tatsächlich von der Bildfläche verschwunden.

Allerdings sind solche schwerwiegenden Mangelkrankheiten auch nur die „Spitze des Eisbergs“. Denn auch ein unterschwelliger Vitaminmangel kann Ihren Körper auf Dauer entscheidend schwächen.

Das sind die Folgen eines unterschwelligen Vitaminmangels:

- Leistungsschwäche
- Müdigkeit
- Anfälligkeit für chronische Krankheiten (Arteriosklerose, Diabetes, Krebs, Demenz etc.)
- Konzentrationsstörungen
- Verdauungsstörungen
- Infektanfälligkeit

In diesen Fällen ist ein Vitaminmangel meist nicht die alleinige Ursache der gesundheitlichen Störung. Aber eine schlechte Vitaminversorgung kann diese Probleme begünstigen.

Krankheiten und Medikamente können Ihren Vitalstoffbedarf erhöhen

Neben einer unzureichenden Zufuhr von Vitaminen kommen auch noch andere Auslöser für einen Vitaminmangel in Betracht.

Das sind mögliche Gründe für einen Vitaminmangel:

- unzureichende Zufuhr mit der Nahrung
- erhöhter Vitaminbedarf
- mangelnde Vitaminverwertung
- dauerhafte Einnahme von Medikamenten

So sind Sie auch von einem Mangel bedroht, wenn Ihr **Vitaminbedarf erhöht** ist (z. B. bei schwerer körperlicher Arbeit, in Schwangerschaft und Stillzeit, bei chronischen Krankheiten). Im Kasten auf Seite 12 finden Sie – für alle Vitamine getrennt aufgeschlüsselt – die jeweiligen Risikogruppen, die von einem Mangel bedroht sein können.

Den wichtigsten Beitrag für Ihre Vitaminversorgung liefern **Obst und Gemüse**. Internationale Expertengremien wie die Weltgesundheitsorganisation (WHO) oder die Welt-Krebsforschungsstiftung empfehlen, täglich mehr als **400 g** davon zu sich zu nehmen. Die Deutsche

An diesen Vitaminen mangelt es häufig

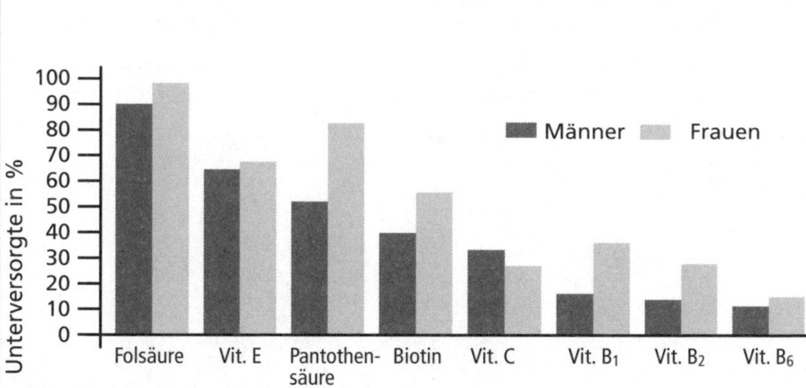

Angegeben ist jeweils der Prozentsatz der Deutschen, die die empfohlenen Mindestmengen für Vitamine nicht erreichen.

Quelle: Robert-Koch-Institut, 2003

Gesellschaft für Ernährung rät sogar zu **650 g** täglich – das entspricht etwa 5 Portionen. Nicht mitzählen sollten Sie dabei Kartoffeln, sie gelten eher als Stärkebeilage. Nur bei einem Fünftel aller Deutschen kommen diese Mengen an „Grünfutter" tatsächlich täglich auf den Tisch.

Mit diesen Nahrungsmitteln sichern Sie Ihre Vitaminversorgung:

- Obst und Gemüse (täglich 450 bis 650 g)
- Vollkornprodukte (täglich 2 bis 3 Portionen, z. B. als Brot, Nudeln, Reis oder Müsli)
- Milchprodukte (täglich 3 Portionen, z. B. als Joghurt, Milch oder Käse)
- pflanzliche Öle und Fette (täglich etwa 40 bis 60 g)
- Fleisch, Fisch und Eier (jeweils 2- bis 3-mal pro Woche)

Bei einer solchen Ernährung brauchen Sie keinen Vitaminmangel zu befürchten. Wenn Sie sich allerdings weniger reichhaltig ernähren oder zu einer der im Kasten auf Seite 12 genannten Risikogruppen zählen, dann können **Vitaminpräparate** eine wichtige Ergänzung sein.

Nur jeder Fünfte isst genug „Grünfutter."

In den meisten Fällen – nämlich dann, wenn es darum geht, lediglich kleinere Mängel auszugleichen – können Sie dazu durchaus auf preisgünstige Kombinationspräparate zurückgreifen. Diese werden in fast allen Supermärkten oder Drogerien angeboten (die Tagesdosis kostet zwischen 0,20 und 0,50 €). Nebenwirkungen sind wegen der relativ niedrigen Dosierung so gut wie ausgeschlossen. Doch: Solche Präparate sind nicht mehr als ein Notnagel. Sie können eine gesunde Ernährung lediglich ergänzen, aber niemals ersetzen! ■

Viele Vitalstoffe verhindern Zellschäden durch freie Radikale

Die Unsicherheit ist vorbei: Ein neuer Test zeigt Ihnen, ob Sie ausreichend mit den wichtigen Schutzstoffen versorgt sind

Sauerstoff ist ein „gefährlicher Freund" des Lebens: Einerseits können wir ohne Sauerstoff in der Atemluft nicht leben, andererseits ist er jedoch so reaktionsfreudig, dass er wichtige Strukturen in den Körperzellen – z. B. die Zellhüllen, lebenswichtige Enzyme oder sogar die Erbsubstanz DNA – unwiederbringlich zerstören kann.

Den einzigen Schutz gegen den aggressiven Sauerstoff bieten **Antioxidantien** wie Vitamin C und E, Beta-Carotin oder Selen und Zink. Wenn Sie nicht ausreichend mit diesen Vitalstoffen versorgt sind, gewinnen die gefährlichen Sauerstoffverbindungen die Oberhand. Heute ist klar, dass dies der Auslöser für viele **chronische Krankheiten** wie Arteriosklerose, Krebs oder Alzheimer ist.

Die 9 wichtigsten Antioxidantien

Substanz	Tagesdosis	Reichlich enthalten in
Vitamin C	500 bis 2.000 mg	Paprika, Kohl, Spinat, Tomaten, Zitronen, Orangen, Melonen, Erdbeeren
Vitamin E	200 bis 400 I. E.	Speiseöle (v. a. Weizenkeim-, Sonnenblumen- und Sojaöl)
Beta-Carotin	10 bis 20 mg	Karotten, Rote Bete, Kohl, Spinat, Melonen
Lutein	10 bis 15 mg	Brokkoli, Spinat, Rosenkohl
Coenzym Q_{10}	30 bis 100 mg	Fleisch, Soja-, Rapsöl, Fisch, Nüsse
Mangan	2 bis 5 mg	Schwarzer Tee, Weizenkeime, Nüsse, Vollkornprodukte
Kupfer	1 bis 4 mg	Leber, Gurken, Hülsenfrüchte
Selen	50 bis 200 µg*	Meeresfrüchte, Vollkornprodukte, Nüsse, Eier, Fleisch
Zink	10 bis 20 mg	Vollkornprodukte, Eier, Hülsenfrüchte, Milch, Fleisch

* 1.000 µg = 1 mg

Die Liste der „Radikal-Krankheiten“ ist lang

Aggressive Sauerstoffverbindungen werden auch als „**freie Radikale**“ bezeichnet. Wenn Sie wissen möchten, wie diese Verbindungen entstehen, können Sie dies im Kasten auf Seite 26 nachlesen. Ein weiterer Begriff, der die Wirkung der freien Radikale beschreibt und den Sie möglicherweise bereits einmal gehört haben, ist „**oxidativer Stress**“ (oxi = griechisch: scharf, sauer).

Die Wirkung der freien Radikale im Körper können Sie nicht unmittelbar spüren.

Die Wirkung der freien Radikale im Körper können Sie nicht unmittelbar spüren. Aber wahrscheinlich ist sie Ihnen bereits an anderer Stelle aufgefallen: Wenn Sie einen Apfel anschneiden, verfärbt sich die Schnittstelle unter Sauerstoffeinfluss langsam braun. Das ist die anschauliche Wirkung des oxidativen Stresses.

Diese Krankheiten werden durch freie Radikale gefördert:

- Alzheimer-Krankheit
- Arteriosklerose
- Arthritis
- Asthma, Bronchitis
- Bauchspeicheldrüsenentzündung
- chronische Darmentzündungen
- Diabetes
- Grauer Star (Linsentrübung)
- Krebs
- Makula-Degeneration (Netzhautschädigung)
- Parkinson-Krankheit
- Schuppenflechte
- Sonnenbrand

Beim **Krebs** spielen beispielsweise Veränderungen in der Erbsubstanz DNA (Mutationen) eine wichtige Rolle. Die Linsentrübung beim **Grauen Star** beruht auf der langsamen Zersetzung von Eiweißkörpern durch oxidativen Stress. Bei der **Alzheimer- oder der Parkinson-Krankheit** werden die Gehirnzellen angegriffen.

Umweltschadstoffe, Genussmittel und Stress steigern die Gefahr

Mit einer Grundbelastung an freien Radikalen kommt Ihr Körper in der Regel gut zurecht. Sie lässt sich gar nicht vermeiden, weil die schädlichen Sauerstoffverbindungen auch bei ganz normalen Stoffwechselreaktionen anfallen.

Diese Faktoren erhöhen Ihre Belastung mit freien Radikalen:

- Kontakt mit Luftschadstoffen, Ozon oder Schwermetallen
- ausgiebige Sonnenbäder (UV-Strahlung)
- Spritzmittelrückstände in Lebensmitteln
- Medikamenteneinnahme (z. B. Antibabypille, Chemotherapeutika)
- Alkohol- und Tabakkonsum
- chronische Krankheiten
- vitalstoffarme Ernährungsweise
- hohe körperliche und sportliche Belastung
- Operationen und Verletzungen
- Stress und innere Unruhe

Antioxidantien neutralisieren die gefährlichen Sauerstoffverbindungen.

Wenn einer dieser Faktoren auch auf Sie zutrifft, sollten Sie ganz besonders auf eine ausreichende Versorgung mit Antioxidantien achten. Denn diese natürlichen Substanzen sind in der Lage, die gefährlichen Sauerstoffverbindungen zu neutralisieren.

Die wichtigsten Antioxidantien aus der Nahrung sind:

- Vitamin C
- Vitamin E
- Carotinoide (z. B. Beta-Carotin, Lycopin, Lutein)
- Spurenelemente (z. B. Zink, Selen, Mangan, Kupfer)

Die Farbe des Urins bringt es an den Tag

Da Sie die freien Radikale nicht spüren können und die von ihnen ausgelösten Krankheiten sehr langsam verlaufen, ist es wichtig, bereits frühzeitig zu wissen, wie stark Ihre persönliche Belastung ist. Denn **ein**

Defizit an Antioxidantien sollten Sie **so früh wie möglich ausgleichen**, um schwerwiegende Folgeschäden zu verhindern.

Bisher konnten Sie Ihre Belastung mit freien Radikalen nur beim Arzt per Labortest bestimmen lassen. Seit kurzem können Sie jedoch in der Apotheke auch einen **Urin-Test** kaufen (bioxTest® ReDox; Preis ca. 20 €), den Sie einfach und bequem in 5 Minuten zu Hause durchführen können (siehe Abbildung auf Seite 25).

Ein neuer Test zeigt die Radikal-Belastung an.

Der Test weist im Urin das so genannte Malondialdehyd nach. Diese Substanz entsteht beim Angriff freier Radikale auf ungesättigte Fettsäuren im Körper. Je mehr davon im Urin mit einer Färbereaktion nachgewiesen wird, desto höher ist Ihre oxidative Stressbelastung. In mehreren Farbabstufungen ergibt

So schützen Sie sich wirkungsvoll vor freien Radikalen

- Achten Sie auf eine ausreichende Versorgung mit Antioxidantien aus frischem **Obst und Gemüse** (ideal sind 5 Portionen täglich).
- Wenn Sie weniger Obst und Gemüse essen, sollten Sie die Einnahme eines durchschnittlich dosierten **Vitalstoffpräparats** (z. B. aus dem Supermarkt) erwägen.
- **Bereiten** Sie Ihre **Mahlzeiten selbst zu**. Industriell verarbeitete Lebensmittel oder Kantinenessen enthalten bis zu 70 % weniger Vitalstoffe.
- **Lagern** Sie **Obst und Gemüse nicht länger als 4 bis 5 Tage** und nicht am Tageslicht. Der Vitaminverlust (z. B. bei Vitamin C) kann sonst bis zu 63 % betragen.
- Hervorragende Quellen für Antioxidantien sind **Fruchtsäfte** (vor allem rote Trauben, schwarze Johannisbeeren, Sauerkirschen) oder **grüner und schwarzer Tee**. Sie übertreffen die antioxidative Kapazität von Orangen- oder Apfelsaft z. T. um über 500 %!
- Verzichten Sie auf das **Rauchen**.
- Achten Sie bei **Krankheiten** auf **ausreichende Erholungsphasen** und belasten Sie sich nicht zu früh.
- Schützen Sie Ihre Haut (**Sonnencreme!**) und die Augen (hochwertige **Sonnenbrille**!) vor UV-Strahlung.
- Meiden Sie **negativen Stress** und zu **starke körperliche Anstrengungen**.
- Ziehen Sie sich bewusst aus dem Alltagsstress heraus. Sorgen Sie für regelmäßige **Entspannung** (z. B. durch Spaziergänge, Musikhören oder ein Entspannungsverfahren).

sich entweder keine, eine mittlere oder eine starke Radikalbelastung. Bitte beachten Sie, dass Ihnen dieser Test lediglich **einen groben Überblick** über Ihre momentane Radikalbelastung gibt. Kurzfristige Schwankungen sind hier durchaus möglich. Am besten wiederholen Sie ihn regelmäßig, z. B. alle sechs Monate. Erst dann ergibt sich ein genaueres Bild.

Machen Sie den Test alle 6 Monate.

Setzen Sie vor allem auf frisches Obst und Gemüse

Ergibt sich im Test eine **mittlere oder starke Belastung**, wird es höchste Zeit, gegenzusteuern. Neben den Tipps im Kasten auf Seite 24 bietet sich dazu – zumindest in der ersten Phase – auch die Einnahme eines Nahrungsergänzungspräparates an. Dabei sollten Sie die in der Tabelle auf Seite 16 empfohlenen Tagesdosierungen in etwa einhalten.

Aber beachten Sie bitte: Ein **Präparat enthält nie alle natürlichen Antioxidantien**, die Sie mit der Nahrung aufnehmen können. Die meisten dieser Schutzstoffe sind noch nicht einmal isoliert. Wissenschaftler gehen davon aus, dass es bis zu 5.000 verschiedene natürliche Antioxidantien gibt. Selbst die besten Präparate enthalten maximal 20 bis 30 davon. Sie können eine gesunde Ernährung mit viel frischem Obst und Gemüse ergänzen, aber niemals ersetzen!

So testen Sie Ihre Belastung mit freien Radikalen

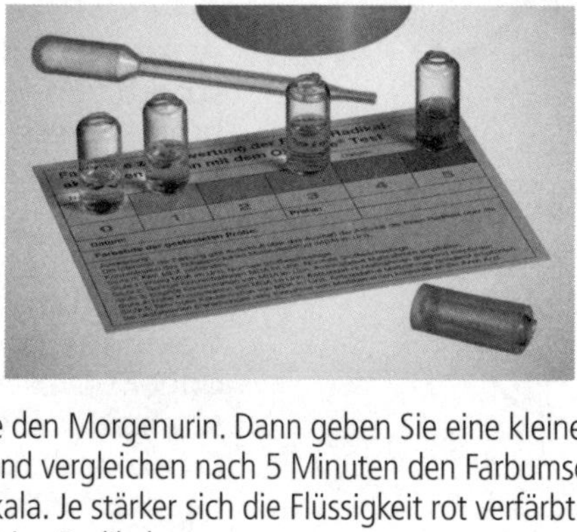

Zuerst sammeln Sie den Morgenurin. Dann geben Sie eine kleine Menge des Urins in die Testampulle und vergleichen nach 5 Minuten den Farbumschlag der Flüssigkeit mit einer Farbskala. Je stärker sich die Flüssigkeit rot verfärbt, desto höher ist die Belastung mit freien Radikalen.

Quelle: Bioxvita

Was sind eigentlich freie Radikale?

Ein chemisches Molekül ist stabil und ruht in sich selbst, wenn es mit negativen Ladungsteilchen (Elektronen) gesättigt ist. Doch vor allem Biomoleküle, die Sauerstoff enthalten, neigen dazu, ein Elektron zu verlieren (z. B. durch Rauchen, Umweltgifte oder normale Stoffwechselvorgänge). Mit aller Macht versuchen sie nun, sich das eine Elektron wieder zurückzuholen. Sie werden zu „freien Radikalen".

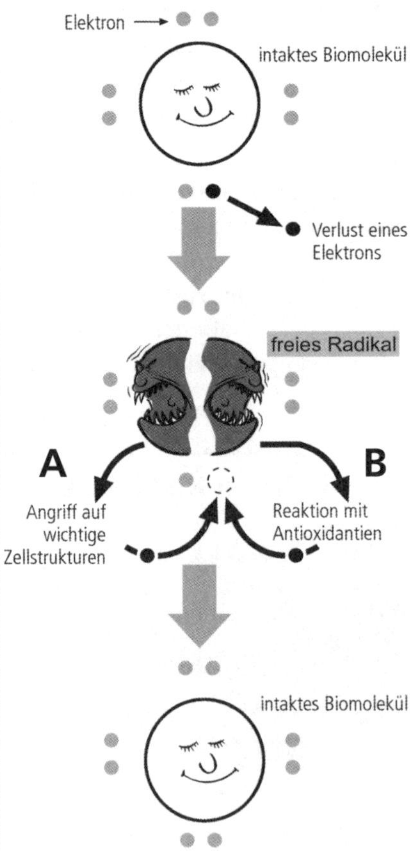

Ein Radikal hat zwei Möglichkeiten, ein Elektron einzufangen:

A: Angriff auf wichtige Zellstrukturen (z. B. DNA, Zellhülle). Diese werden dabei zerstört. Es drohen Krebs, Alzheimer oder Arteriosklerose.

B: Reaktion mit einem Antioxidans (z. B. Vitamin C oder E). Dieses gibt ein überschüssiges Elektron freiwillig ab und „beschwichtigt" das freie Radikal.

Diese Arzneimittel können bei dauerhafter Einnahme zu Vitamin- und Mineralstoffmängeln führen

Sprechen Sie immer mit Ihrem Arzt, bevor Sie zusätzliche Vitalstoffpräparate einnehmen

Medikamente können Leben retten, und viele Menschen sind wegen chronischer Krankheiten dauerhaft auf sie angewiesen. Die Wirkstoffe greifen gezielt in den menschlichen Stoffwechsel ein. Das hat aber nicht nur positive Auswirkungen, wie ein Blick auf den Beipackzettel unter der Rubrik „Nebenwirkungen" oft zeigt. Viele Medikamente haben auch schleichende Nebenwirkungen, die nur selten in den Beipackzetteln auftauchen: Sie führen langfristig zu einem **Mangel an Vitaminen und Mineralstoffen**.

Arzneimittel sind eine große Belastung für den Körper und müssen im Stoffwechsel abgebaut werden.

Arzneimittel sind eine große Belastung für den Körper und müssen im Stoffwechsel abgebaut werden. Für diese Entsorgung sind große Mengen an Vitaminen, Mineralstoffen und Spurenelementen nötig.

Warum Medikamente Ihren Bedarf an Vitalstoffen erhöhen können:

- erhöhter Verbrauch beim Abbau der Medikamente
- verringerte Aufnahme der Vitalstoffe im Darm
- erhöhte Ausscheidung der Vitalstoffe über den Urin

Eine kurzzeitige Einnahme von Medikamenten fügt dem Körper sicherlich keine größeren Schäden zu, aber je länger die Behandlung dauert, desto stärker können sie Ihre Leistungsfähigkeit einschränken.

Vitalstoffmängel können zusätzliche Krankheiten verursachen

Arzneimittel können entweder die Ausscheidung bestimmter Vitamine, Mineralstoffe und Spurenelemente erhöhen oder deren Aufnahme in den Körper verringern. Diese **Vitalstoffräuber** begünstigen die Entstehung einer weiteren Krankheit zusätzlich zur ursprünglichen Erkrankung. So entwickeln beispielsweise Menschen, die wegen eines Rheumaleidens langfristig Kortison einnehmen, häufig noch zusätzlich eine Osteoporose, weil der wichtige Knochennährstoff Kalzium verstärkt ausgeschieden wird.

Bei welchen Medikamenten besondere Vorsicht geboten ist und auf welche Vitalstoffe Sie bei der Einnahme von Medikamenten achten sollten, zeigt Ihnen die Tabelle unten.

Das ABC der Vitalstoffräuber		
Medikament	**Einsatzgebiete**	**„Geraubte" Nährstoffe**
Acetylsalicylsäure	Schmerztherapie, Blutverdünnung	Vitamin C
Antazida	Magenprobleme	Eisen, Zink, Vitamin B_{12}
Antibiotika	bakterielle Infektionen	sämtliche Nährstoffe
Antidepressiva	Depressionen, Beruhigung	Vitamin B_2, Niacin
Antikonvulsiva	Epilepsie	L-Carnitin, Niacin, Folsäure, Biotin, Vitamin D und K
CSE-Hemmer	Cholesterinsenkung	Coenzym Q_{10}
Diuretika	Herzerkrankungen, Bluthochdruck	Magnesium, Kalium, Zink, B-Vitamine
D-Penicillamin	Metallvergiftungen, Arthritis	Vitamin B_6
Folsäure-antagonisten	Malaria, Toxoplasmose, Morbus Crohn	Folsäure
Immunsuppressiva	Organtransplantationen	Magnesium, Niacin
Isonicotin-säurehydrazid	Tuberkulose	Vitamin B_6, Niacin, Vitamin K
Kortikoide	Entzündungshemmung	Kalzium, Vitamin C, Vitamin B_6
Laxantien	Darmträgheit	sämtliche Nährstoffe
Metformin	Diabetes mellitus	Vitamin B_{12}, Folsäure
Orale Kontrazeptiva	Schwangerschafts-verhütung	Vitamin B_2, Vitamin B_6, Folsäure
Orlistate	Adipositas	fettlösliche Vitamine (A, D, E, K), Kalzium, Magnesium
Paracetamol	Schmerztherapie	B-Vitamine
Zytostatika	Chemotherapie	Antioxidantien, B-Vitamine

Medikamente gegen Magen- und Darmprobleme

Abführmittel

Abführmittel (Laxantien) verkürzen die Verweildauer der Nahrung im Darm und sollen somit einer chronischen **Verstopfung** entgegenwirken. Häufig werden sie jedoch als Schlankheitsmittel missbraucht. Infolge der verkürzten Passagezeit können die Nährstoffe aus der Nahrung nur unzureichend verwertet werden. Auf Dauer kann es zu **Mangelerscheinungen bei sämtlichen Mikronährstoffen** kommen. Es entsteht ein Teufelskreis, denn der auftretende Mangel an Kalium schränkt die Darmbewegung wiederum ein, und das erfordert die Einnahme weiterer Abführmittel. Als Folge treten u. a. gravierende Herzstörungen auf.

Orlistate und Blutfettsenker

Orlistate (z. B. **Xenical®**) hemmen im Darm die Verwertung von Nahrungsfetten und dienen der **Gewichtsreduktion**. Ohne Fette verschlechtert sich aber auch die Aufnahme der **fettlöslichen Vitamine A, D, E** und **K** sowie der **Carotinoide**. Medikamente, die gegen erhöhte Blutfettwerte eingesetzt werden (Lipidsenker, z. B. Colestyramin®, Colestipol®), führen ebenfalls zu einer eingeschränkten Versorgung des Körpers mit den genannten Vitaminen. Die im Darm verbleibenden Fette bilden mit **Kalzium** und **Magnesium** schwer lösliche Komplexe und verhindern deren Aufnahme in den Körper.

Medikamente gegen erhöhte Blutfettwerte schränken die Vitaminversorgung ein.

Säureblocker

Antazida (z. B. Maaloxan®, Gelusil Lac®) neutralisieren die Magensäure; ihr Einsatz ist daher bei **Sodbrennen** und **Magengeschwüren** angezeigt. Allerdings bilden sie mit verschiedenen Mikronährstoffen schwer lösliche Komplexe und entziehen diese somit der Aufnahme in den Körper. Bei **Eisen** und **Zink** können diese Verluste bis zu 70 % der mit der Nahrung aufgenommenen Menge ausmachen. So genannte **Protonenpumpenhemmer** (z. B. Lansoprazol, Omeprazol) und **H_2-Rezeptorantagonisten** (z. B. Ranitidin) hemmen die Freisetzung von Magensäure, senken aber die Aufnahme von **Zink** sowie von **Vitamin B_{12}**.

Medikamente gegen Stoffwechselstörungen

Cholesterinsenker

Bestimmte cholesterinsenkende Mittel (**CSE-Hemmer**, z. B. Mevinacor® oder Sortis®) bremsen die Produktion von Cholesterin in der Leber. Gleichzeitig wird jedoch auch weniger **Coenzym Q_{10}** hergestellt. Coenzym Q_{10} spielt eine wesentliche Rolle bei der Energieversorgung des Herzens, und ein Mangel kann eine verminderte Pumpleistung hervorrufen.

Blutzuckersenker

Metformin (z. B. Glucophage®) wird bei nicht insulinpflichtigen Diabetikern zur Senkung des Blutzuckerspiegels eingesetzt. Gleichzeitig wird aber die Aufnahme von **Vitamin B_{12}** und **Folsäure** erniedrigt. Dadurch steigt das Risiko für die Entstehung einer Arteriosklerose an, das bei den Betroffenen aufgrund des Diabetes ohnehin schon erhöht ist.

Medikamente, die in den Hormonhaushalt eingreifen

Kortikoide

Kortikoide (z. B. Kortison) führen zu einer geringeren Aufnahme von **Kalzium** in den Körper und fördern dessen Ausscheidung über den Urin. Zudem verschlechtern sie auch die Versorgung mit den **Vitaminen C** und **B_6**, die für die Produktion von **Kollagen** unerlässlich sind. Somit verliert der Knochen sowohl seinen wichtigsten Mineralstoff Kalzium als auch seine Stützsubstanz Kollagen. Eine Langzeittherapie mit Kortikoiden bringt daher häufig eine **Osteoporose** mit sich.

Anti-Baby-Pille

So genannte orale Kontrazeptiva dienen zur **Empfängnisverhütung**, beschleunigen aber den Stoffwechsel der **Vitamine B_6** und **B_2**, sodass hier mit einer unzureichenden Versorgung zu rechnen ist. Darüber hinaus beeinträchtigen sie auch die Aufnahme von **Folsäure**, die gerade bei jüngeren Frauen ohnehin zu den kritischen Nährstoffen zählt. Wenn direkt nach dem Absetzen der Pille eine Schwangerschaft eintritt, erhöht die schlechte Versorgung mit Folsäure das Risiko von Missbildungen beim Kind.

Medikamente gegen neurologische und psychische Störungen

Epilepsie-Mittel

Wirkstoffe gegen Epilepsie (Antikonvulsiva, z. B. Valproinsäure, Barbiturate, Carbamazepin, Benzodiazepin) wirken entkrampfend. Sie verschlechtern jedoch auf Dauer die Versorgung mit **L-Carnitin**, wodurch die Energiegewinnung aus Körperfetten stark eingeschränkt wird. Antikonvulsiva hemmen darüber hinaus die Verfügbarkeit von **Niacin**, **Biotin** sowie **Folsäure** und sorgen für einen erhöhten Verbrauch an **Vitamin D** und **Vitamin K**.

Psychopharmaka

Die langfristige Einnahme so genannter **trizyklischer Antidepressiva** führt zu einem **Vitamin-B_2-Mangel. Beruhigungsmittel** wie Diazepam rufen einen Mangel an **Niacin** hervor.

Medikamente gegen Herz-Kreislauf-Erkrankungen und Schmerzen

Entwässerungsmittel

Entwässerungsmittel (**Diuretika**) sorgen für eine Erhöhung der Urinmenge. Dieser Effekt ist vor allem bei **Herzerkrankungen** und **Blut-**

So beugen Sie einem Nährstoffmangel vor

- Achten Sie bei einer langfristigen Medikamenteneinnahme auf eine Ernährung, die reich an Vitaminen, Mineralstoffen und Spurenelementen ist.
- Lesen Sie den Beipackzettel genau durch.
- Fragen Sie Ihren Arzt oder Apotheker gezielt nach eventuellen Auswirkungen auf den Nährstoffhaushalt.
- Greifen Sie nicht zur (unkontrollierten) Selbstmedikation! Auch viele frei verkäufliche Arzneimittel wie Aspirin®, Paracetamol oder Abführmittel sind Vitalstoffräuber.
- Ergreifen Sie selbst die Initiative und fragen Sie Ihren Arzt gezielt nach möglichen Nahrungsergänzungspräparaten.

hochdruck vorteilhaft, er wird aber auch missbräuchlich für Schlankheitskuren genutzt. Der Körper verliert jedoch mit zunehmender Wassermenge auch seine wasserlöslichen Mikronährstoffe, besonders **Magnesium**, **Kalium** und **Zink**. **Schleifendiuretika** (z. B. Lasix®, Furosemid-ratio®) führen zusätzlich noch zu einem **Vitamin-B_1-Mangel**, und **kaliumsparende Diuretika** (z. B. Triamteren®) senken darüber hinaus den **Folsäure-Spiegel** im Körper.

Schmerzmittel

Schmerzmittel (**Analgetika**) können sowohl akute als auch chronische Schmerzen lindern. **Acetylsalicylsäure** (z. B. ASS, Aspirin®) verringert die Aufnahme und erhöht gleichzeitig die Ausscheidung von **Vitamin C**. **Paracetamol** kann, regelmäßig in hohen Mengen eingenommen, die Leberzellen schädigen und dadurch einen Mangel an **Vitamin B_1** sowie **Niacin** bewirken.

Vorsicht, Selbstbehandlung kann Ihnen schaden!

Überlassen Sie die Auswahl eines geeigneten Präparates Ihrem Arzt.

In vielen Fällen können die durch Medikamente ausgelösten Vitalstoffmängel durch eine gezielte Auswahl an Nahrungsmitteln ausgeglichen werden. Auch der Einsatz von Nahrungsergänzungspräparaten kann sinnvoll sein.

Wie schwierig der Ausgleich von Vitalstoffmängeln im Einzelfall sein kann – vor allem wenn mehrere Krankheiten gleichzeitig vorliegen –, zeigt folgendes Beispiel:

Angenommen, ein Patient leidet an einer rheumatischen Erkrankung, weist Anzeichen einer fortschreitenden Osteoporose auf und hat zusätzlich noch eine Herzschwäche. Die gegen Rheuma eingesetzten Kortikoide lindern zwar Schmerzen und entzündliche Prozesse, rufen aber einen Mangel an Kalzium, Vitamin C und Vitamin B_6 hervor. Nun darf die betroffene Person aber kein Kalzium einnehmen, weil sich dadurch die toxischen Wirkungen der Herzglykoside verstärken. Bei solchen verzwickten Konstellationen muss sich der Arzt an der Schwere der jeweiligen Erkrankungen orientieren. Eine Selbstbehandlung kann oft mehr schaden als nützen. Überlassen Sie daher die Auswahl eines geeigneten Präparates immer Ihrem Arzt. ■

Lassen Sie sich nicht verunsichern: Auch bei höherer Dosierung haben die meisten Vitamine keine Nebenwirkungen

Warnungen sind oft völlig aus der Luft gegriffen – lediglich bei den fettlöslichen Vitaminen A und D sollten Sie die Höchstdosierungen strikt beachten

Vitalstoffpräparate liegen voll im Trend. Einer Untersuchung des Instituts für Ernährungsforschung in Potsdam-Rehbrücke zufolge nehmen in Deutschland etwa 19 % der Frauen und 16 % der Männer regelmäßig ein Vitaminpräparat ein.

Die meisten wollen mit den Vitalstoffen einer Reihe von Zivilisationskrankheiten vorbeugen. Die Werbung für Vitaminprodukte ist nicht immer seriös, und oft werden auch übertriebene Heilversprechungen gemacht. Aber aus wissenschaftlicher Sicht gibt es tatsächlich viele Krankheiten, bei denen Vitamine einen positiven Effekt gezeigt haben.

Diesen wichtigen Krankheiten können Sie mit Vitalstoffen vorbeugen:

- Herz-Kreislauf-Erkrankungen
- Krebserkrankungen
- Linsentrübung (Grauer Star)
- Netzhautschäden (Makula-Degeneration)
- Demenzerkrankungen

Bei vielen Krankheiten haben Vitamine einen positiven Effekt gezeigt.

Vitamine sind natürliche Stoffe – Medikamente nicht

Trotz der hohen Akzeptanz der Vitalstoffe herrscht bei den Anwendern immer noch eine große Unsicherheit über die richtige Dosierung. Welche Mengen brauche ich? Und, für viele fast wichtiger: Ab welchen Mengen drohen mir Nebenwirkungen? An diesen Fragen wird deutlich, dass viele Menschen Vitalstoffe genauso bewerten möchten wie Medikamente, bei denen stets Mindestdosierungen und mögliche

Nebenwirkungen angegeben werden. Doch diese Gleichsetzung ist irreführend. Denn im Gegensatz zu Medikamenten sind Vitalstoffe ja auch ein **Bestandteil unserer natürlichen Nahrung**. Es käme sicherlich niemand auf die Idee zu fragen, wie hoch die „Mindestdosis" von Tomatenmark oder Kiwis ist. Genauso unsinnig wären Angaben, ab welchen Mengen an Milch oder Vollkornbrot Sie mit „Nebenwirkungen" rechnen müssten. Sie sollten sich also von den oft im „Medikamenten-Look" daherkommenden Pillen, Kapseln oder Ampullen nicht auf die falsche Fährte locken lassen: Vitalstoffe sind natürliche Nahrungsbestandteile und keine körperfremden Substanzen wie Medikamente. Und wie viel Sie von den Stoffen zusätzlich benötigen, hängt nicht zuletzt von Ihren Ernährungsgewohnheiten ab. Wer sich wirklich täglich mit etwa 400 bis 600 g (das sind ca. 5 Portionen) frischem Obst und Gemüse versorgt sowie körperlich gesund ist, kann normalerweise ganz auf zusätzliche Präparate verzichten.

Vitalstoffe sind natürliche Nahrungsbestandteile und keine körperfremden Substanzen.

Schwierig ist die **Angabe von Mindestmengen** auch deshalb, weil Vitalstoffe im Körper meist anders wirken als Medikamente. Als körpereigene Substanzen zielen sie eher darauf ab, den Organismus insgesamt so zu kräftigen und zu stärken, dass Krankheiten gar nicht erst auftreten. Lassen Sie sich also nicht verunsichern durch Aussagen wie: „Du brauchst aber mindestens 2 g vom Vitalstoff X, sonst drohen dir schwere Mängel." Selbstverständlich sind diese Warnungen berechtigt, wenn Ihr Arzt bei Ihnen tatsächlich einen Vitaminmangel festgestellt hat.

Auch bei hoher Dosierung ist das Risiko gering

Für die meisten Vitamine und Mineralstoffe gibt es keine Höchstdosen – wie Sie sie von Medikamenten kennen. Da es sich um natürliche Substanzen handelt, nimmt der Körper sich aus dem Nahrungsangebot, was er braucht. Der Rest wird im Normalfall ausgeschieden. Lediglich bei den **fettlöslichen Vitaminen** sollten Sie bestimmte Höchstmengen nicht überschreiten.

Das sind die fettlöslichen Vitamine:

- Vitamin A
- Vitamin D
- Vitamin E
- Vitamin K

Sie können im Gegensatz zu den wasserlöslichen Vitaminen **im Körper gespeichert** werden. Allerdings sind hier die Höchstmengen so hoch bemessen, dass bei den üblichen Präparaten immer noch ein ausreichend großer Sicherheitsfaktor besteht.

Bei den Höchstmengen ist nur dann mit schädlichen Effekten zu rechnen, wenn Sie sie über einen längeren Zeitraum überschreiten (siehe Kasten auf Seite 37). Wie Sie sehen, besteht zu einer **übertriebenen Angst vor Nebenwirkungen** durch Vitamine **absolut kein Anlass**.

So vergleichen Sie die Dosierungen von Vitaminen und Mineralstoffen

Normalerweise können Sie den Vitalstoffgehalt eines Präparates sehr leicht an der angegebenen Dosis erkennen, in g, mg oder µg (= 1/1000 mg). Doch es gibt leider einige Ausnahmen von dieser Regel.

Die **Vitamine A, C und E** werden oft nicht in mg angegeben, sondern in **Internationalen Einheiten** (I. E.). Der Grund: Sie bestehen nicht aus einem einheitlichen „Wirkstoff", sondern sind ein Gemisch. So hat die Substanz Retinol fast eine doppelt so starke Vitamin-A-Wirkung wie die Verbindung Retinolpalmitat. Beide können aber in einem Vitamin-A-Präparat enthalten sein. Um verschiedene Präparate besser vergleichbar zu machen, wird daher nicht die Menge, sondern die Wirkstärke (gemessen in I. E.) angegeben.

Eine weitere Ausnahme von der Regel sind **Mineralstoffe**. Diese werden in ganz **unterschiedlichen chemischen Verbindungen** angeboten, z. B. enthält 1 g Magnesiumaspartat nur etwa 1/4 so viel Magnesium (Mg) wie 1 g Magnesiumcarbonat (das liegt daran, dass das Aspartat ein wesentlich größeres Molekül ist als das Carbonat).

Wirksam ist jedoch nur der Magnesium-Anteil. Wenn Sie Dosierungen vergleichen, dürfen Sie also nur die Magnesium-Menge beachten (z. B. „enthält 200 mg Mg"). Wenn die auf dem Präparat nicht vermerkt ist, sollten Sie sich den Gehalt vom Apotheker ausrechnen lassen.

Vitamin C verursacht keine Nierensteine

Vielleicht haben auch Sie schon einmal diese Warnung von Ihrem Arzt zu hören bekommen: „Vorsicht vor hoch dosierten Vitamin-C-Präparaten, sie verursachen Nierensteine." Dieser Ratschlag ist weit verbreitet, aber er hat einen Haken: Er ist falsch!

Die Fehlinformation beruht auf der Überlegung, dass Vitamin C im Körper zu Oxalat umgebaut werden kann. Und dieser Stoff ist einer der Hauptbestandteile von Nierensteinen. Gestützt wurde die Annahme ursprünglich durch amerikanische Untersuchungen aus dem Jahr 1981: Bei Testpersonen, die etwa eine Woche lang 1 g Vitamin C täglich eingenommen hatten, wurde tatsächlich eine erhöhte Oxalat-Konzentration im Urin gemessen.

Ein Laborfehler ist schuld an alten Vorurteilen.

Doch neuere Untersuchungen konnten dies nicht bestätigen. **Selbst Gaben von 10 g Vitamin C täglich erhöhten die Oxalat-Produktion nicht**. Die Erklärung: Die hohen Oxalat-Werte in den alten Untersuchungen waren ein Laborfehler. Das Oxalat hatte sich erst während der Laboranalyse im Urin aus dem ausgeschiedenen Vitamin C gebildet. Der Körper reguliert seine Oxalat-Produktion so gut, dass ab einem Schwellenwert auch aus Megamengen Vitamin C kaum weiteres Oxalat gebildet wird.

Mittlerweile konnte die Mär von den Nierensteinen bei Vitamin C auch durch eine große Beobachtungsstudie (die so genannte Nurses Health Study) widerlegt werden. Mediziner der Harvard Medical School in Boston/USA haben 1999 die Vitaminaufnahme von über 85.000 Krankenschwestern protokolliert. Selbst bei denjenigen, die jahrelang mehr als 1 g Vitamin C täglich zu sich genommen hatten, war das Risiko für Nierensteine nicht höher als normal.

Nur wenn Sie an einer sehr seltenen erblich bedingten Störung des Oxalat-Stoffwechsels leiden (Hyperoxalurie), sollten Sie sämtliche potenziellen Oxalat-Bildner meiden, also unter anderem auch das Vitamin C.

Lungenkrebs durch Beta-Carotin?

Ein weiteres Vitamin ist in den letzten Jahren durch wissenschaftliche Studien etwas in Verruf geraten: das **Beta-Carotin**, also die **Vorstufe des Vitamin A**. Geschätzt wird es nicht nur, weil der Körper aus ihm das lebenswichtige Vitamin A herstellen kann, sondern auch, weil es den Körper vor freien Radikalen schützt.

Im Jahr 1996 wurden zwei große Studien veröffentlicht, bei denen zur Überraschung der Wissenschaftler die Gabe von Beta-Carotin das Risiko für **Lungenkrebs bei Rauchern** leicht erhöht hat. Erwartet wurde eigentlich genau das Gegenteil. Seitdem werden Raucher vor entsprechenden Präparaten gewarnt. Aber auch viele Nichtraucher sind verständlicherweise erheblich verunsichert.

Mögliche Nebenwirkungen von Vitaminen

In der Regel müssen Sie bei der Einnahme von Vitaminpräparaten nicht mit Nebenwirkungen rechnen. Lediglich bei den **fettlöslichen Vitaminen** können **bei langfristiger mehrfacher Überschreitung der empfohlenen Tagesdosen** gesundheitliche Störungen auftreten.

Mögliche Nebenwirkungen sind:

- **Vitamin A**: Hautveränderungen, Nerven- und Leberschäden, Fehlbildungen beim Embryo
- **Vitamin D**: Organverkalkung (z. B. Niere), Muskelschwäche, Verstopfung, Herzrhythmusstörungen
- **Vitamin E**: Durchfall, Übelkeit, Blähungen

Bei den meisten **wasserlöslichen Vitaminen** sind **Nebenwirkungen nicht zu erwarten**. Ausnahmen bei erheblicher Überschreitung der sicheren Tagesdosen sind:

- **Vitamin C**: Durchfall
- **Vitamin B_6**: Gefühlsstörungen, Gedächtnisschwäche
- **Niacin**: Hitzewallungen, Hautrötungen, Blutdrucksenkung

Allerdings sind diese Nebenwirkungen lediglich **vorübergehender Natur**; sie gehen sofort zurück, wenn Sie die Dosis reduzieren.

Gefährdung allerhöchstens für Raucher

Schaut man sich jedoch die Studien im Detail an, gibt es einige Ungereimtheiten: Behandelt haben die Wissenschaftler nämlich nur sehr starke Raucher. Möglicherweise hatten sich bei ihnen bereits Krebs-Vorstufen gebildet, gegen die das Beta-Carotin dann machtlos war. Bei Nichtrauchern ist also weiterhin von einem Krebsschutz auszugehen.

Ein Mangel an Vitaminen ist gefährlicher als ihre möglichen Nebenwirkungen.

Außerdem waren die verabreichten Dosen an Beta-Carotin mit 20 bzw. 30 mg eher gering. Bereits 200 g Karotten enthalten ähnliche Mengen. Und niemand käme auf die Idee, etwa Karottensalat unter Krebsverdacht zu stellen. Dennoch sollten starke Raucher keine zusätzlichen Beta-Carotin-Präparate einnehmen – zumindest solange, bis neuere Studien den Krebsverdacht überzeugend widerlegen.

Doch im Allgemeinen gilt für Beta-Carotin wie für alle anderen Vitamine: Die **Gefahr eines Mangels** ist auf jeden Fall **größer als** die möglicher **Nebenwirkungen**. Wenn Sie Vitamine in Form von Obst und Gemüse zu sich nehmen, ist das Nebenwirkungsrisiko ohnehin gleich Null. Wenden Sie Vitaminpräparate zur Nahrungsergänzung an, sollten Sie die in der Tabelle auf Seite 16 angegebenen täglichen Höchstmengen nicht überschreiten. Dann sind auch hier jegliche Gefahren ausgeschlossen. ■

Mineralstoffpräparate: So vermeiden Sie ernste Neben- und Wechselwirkungen

Wenn Sie an einer Nierenerkrankung leiden oder auf Medikamente angewiesen sind, ist besondere Vorsicht geboten

Wie Sie im letzten Kapitel gelesen haben, droht bei den Vitaminen eine Überdosierung nur in ganz wenigen Ausnahmefällen. Etwas anders sieht es hingegen bei den Mineralstoffen aus. Zwar ist ihre Einnahme in der Regel ebenfalls gefahrlos möglich, und die Gefahr eines Mangels überwiegt diejenige einer Überdosierung bei weitem. Aber bei einigen Mineralstoffen ist die „**therapeutische Breite**" wesentlich **enger** gesteckt, d. h., der Spielraum zwischen einer wirksamen Dosierung und einer möglichen Überdosierung ist kleiner (siehe auch Tabelle Seite 42).

Mineralstoffe können bei längerfristiger Einnahme Nebenwirkungen haben.

Dosierungen, die akute Vergiftungserscheinungen hervorrufen, werden mit den zum Kauf angebotenen Mineralstoffpräparaten nicht erreicht. Von einzelnen Mineralstoffen ist jedoch bekannt, dass bei **längerfristiger Einnahme** Nebenwirkungen auftreten können. Problematisch ist auch, dass sich manche Mineralien bei ihrer Aufnahme über den Darm (Resorption) gegenseitig behindern.

Eine wichtige Rolle spielt außerdem noch, ob Sie Medikamente einnehmen. Denn mit Mineralstoffen kann es hier zu Wechselwirkungen kommen. Lesen Sie deshalb immer genau die Packungsbeilage.

Hoch dosiertes Kalzium macht wenig Sinn

Kalzium hat viele wichtige Funktionen bei der Regulation des Stoffwechsels, der Muskel- und Nervenerregung, der Herztätigkeit und Blutgerinnung sowie beim Aufbau von Knochen und Zähnen. Ihr Mindestbedarf liegt bei einer Tagesdosis von etwa 1 g. Bis zu einer Zufuhr von 2 g pro Tag müssen Sie nicht mit gesundheitlichen Schäden rechnen.

Das sind die Anzeichen einer Kalzium-Überdosierung:

- Übelkeit, Erbrechen
- Verstopfung
- Müdigkeit
- Muskelschwäche

Allerdings wird das Kalzium oberhalb der empfohlenen Tagesdosis im Darm nur noch schlecht aufgenommen, sodass eine übermäßige Zufuhr keinen Sinn macht.

Eine **Kalziumüberdosierung** ist **nur mit gleichzeitiger Aufnahme von Vitamin D** möglich, denn dieses Vitamin fördert die Kalziumaufnahme im Darm.

Vorsicht: Magnesium kann die Wirkung von Arzneimitteln abschwächen!

Magnesium aktiviert über 300 Enzyme im Organismus und hat damit eine große Bedeutung für den Stoffwechsel. Es beeinflusst die Reizübertragung vom Nerven auf den Muskel, die Freisetzung von Adrenalin und den Aufbau der Knochenmasse. Ihr Tagesbedarf liegt bei mindestens 350 mg.

Bei diesen Krankheiten kann zu viel Magnesium schädlich sein:

- herabgesetzte Nierenfunktion
- Schilddrüsenüberfunktion
- Herzerkrankungen („AV-Block“, verzögerter Herzschlag)
- magnesiumhaltige Nierensteine

Achtung, Wechselwirkungen!

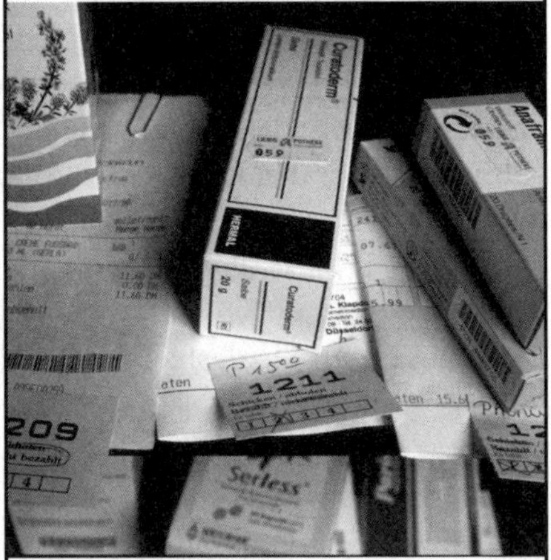

Wenn Sie regelmäßig auf Medikamente angewiesen sind, sollten Sie vor der Einnahme von Mineralstoffpräparaten wegen möglicher Wechselwirkungen Ihren Therapeuten um Rat fragen.

Foto: ABDA

Fragen Sie in diesen Fällen Ihren Therapeuten, ob Sie ein Magnesium-Präparat einnehmen dürfen. Übrigens enthalten auch einige Arzneimittel Magnesiumsalze, z. B. Magensäurehemmer (Antazida) und Abführmittel. Mögliche **Wirkungen einer Überdosis an Magnesium** sind Durchfall, nervöse Störungen oder Erschlaffung der Muskulatur. **Magnesiumkarbonat,** das in vielen Präparaten enthalten ist, und **Kalziumkarbonat** behindern die Aufnahme bestimmter Medikamente.

Kalzium- und Magnesiumkarbonat behindern die Aufnahme folgender Arzneistoffe:

- Antibiotika (z. B. Tetrazykline, Ciprofloxacin und Ofloxacin)
- Psychopharmaka (trizyklische Antidepressiva)
- Magensäureblocker (H_2-Rezeptorenblocker)
- Bluthochdruckmittel (ACE-Hemmer, Diuretika)
- Kortison und Asthmamittel (Sympathomimetika)

Halten Sie bei Arzneimitteleinnahme einen Sicherheitsabstand von 1 bis 2 Stunden ein.

Wenn Sie auf diese Arzneimittel angewiesen sind, sollten Sie also einen Sicherheitsabstand von ein bis zwei Stunden zwischen den Einnahmezeitpunkten einhalten.

Nehmen Sie hoch dosiertes Zink nicht zum Essen ein

Wenn Sie Zinkpräparate auf eigene Faust einnehmen, sollten Sie eine tägliche **Höchstmenge von 50 mg nicht überschreiten**. Höhere Dosierungen sind bei Immunschwäche, Krebs, Diabetes, Hautkrankheiten, entzündlichen Darmerkrankungen, Wundheilungsstörungen oder Haarausfall sinnvoll – immer in Absprache mit Ihrem Arzt!

Zink konkurriert im Darm **mit** der Aufnahme von **Eisen, Kupfer und Kalzium**. Wenn Sie langfristig **mehr als 50 mg** Zink pro Tag einnehmen, könnte es daher sein, dass die anderen Mineralstoffe in zu geringem Maße aufgenommen werden. So kann es z. B. durch eine zu geringe Kupferaufnahme zu einer Blutarmut kommen (hypochrome Anämie).

Nehmen Sie hoch dosierte Zinkpräparate daher nicht zum Essen ein, um die Aufnahme anderer in der Nahrung enthaltener Mineralstoffe nicht zu behindern. In der Regel weisen Kombinationspräparate zur Nahrungsergänzung diese hohen Zinkmengen jedoch nicht auf.

Keine Gefahr durch Jod im Speisesalz

Ihr täglicher Jodbedarf liegt bei etwa 200 μg. Erst ab einer Tagesdosis von ca. 1.000 μg wurden bei dauerhafter Einnahme Überdosierungserscheinungen beobachtet, z. B. Magen-Darm-Beschwerden und Hautausschlag.

1 g mit Jod versetztes Speisesalz enthält 20 μg Jod. Eine Überdosierung durch Jodsalz ist daher nicht zu befürchten, denn dann müssten Sie dauerhaft täglich mehr als 50 g Jodsalz zu sich nehmen (das sind etwa 5 große Esslöffel!). Auch Jodtabletten und Nahrungsergänzungsmittel, die 100 bis 200 μg Jod enthalten, sind daher in der Regel vollkommen unbedenklich.

Auch wenn Sie an einer **Überfunktion der Schilddrüse** leiden, müssen Sie auf das zusätzliche Jod in der Nahrung nicht verzichten. Eine Gefahr geht lediglich von Jodmengen im Bereich von über 1 mg (=1.000 μg)

Tagesdosierung wichtiger Mineralstoffe			
Mineralstoff	**Empfohlene Zufuhr**	**Höchstdosis**	**Funktion**
Chrom	50 bis 100 μg	200 μg	Kohlenhydratstoffwechsel
Eisen	10 bis 15 mg	20 mg	Sauerstofftransport
Fluor	2 bis 4 mg	10 mg	Härtung von Knochen und Zähnen
Jod	200 μg	1.000 μg	Schilddrüsenfunktion
Kalium	2.000 mg	6.000 mg	Enzymaktivierung, Muskel- und Nervenerregung, Herztätigkeit
Kalzium	1.000 mg	2.000 mg	Knochen- und Zahnaufbau, Herztätigkeit, Blutgerinnung, Enzymaktivierung
Kupfer	2 bis 4 mg	8 mg	Blutbildung, Stärkung der Knochen
Magnesium	350 mg	1.000 mg	Knochen- und Zahnaufbau, Muskel- und Nervenerregung, Enzymaktivierung
Molybdän	15 bis 250 μg	300 μg	Abbauprozesse im Stoffwechsel
Phosphat	1.200 bis 1.400 mg	4.000 mg	Knochen- und Zahnaufbau, Energiestoffwechsel, Säure-Basen-Haushalt
Selen	70 μg	200 μg	Antioxidans, Schilddrüsenfunktion
Zink	15 mg	50 mg	Antioxidans, Enzymaktivierung

aus. So hohe Jodmengen sind z. B. in **Röntgenkontrastmitteln** und einigen **Medikamenten** enthalten (z. B. Hustensäfte, Asthmamittel oder Augentropfen). Immer wieder zu hörende Warnungen vor Jodzusätzen entbehren daher jeglicher Grundlage.

Warum Sie Kupfer nicht überdosieren sollten

Kupfer ist an der Bildung der roten Blutkörperchen beteiligt und spielt eine Rolle bei der Funktion des zentralen Nervensystems. Ihr täglicher Bedarf liegt bei 2 bis 4 mg. Diesen **Mindestwert** sollten Sie auf Dauer **nicht wesentlich überschreiten**, auf keinen Fall sollten Sie mehr als 8 mg pro Tag aufnehmen.

Bei diesen Krankheiten sollten Sie kein zusätzliches Kupfer einnehmen:

- schwere Nierenschäden
- Harnverhalt (Anurie)
- Morbus Wilson (Kupferspeicherkrankheit)

Bei der Wahl Ihres Vitalstoffpräparats sollten Sie darauf achten, dass es etwa 7-mal mehr Zink als Kupfer enthält. Sonst kann Kupfer die Zinkversorgung beeinträchtigen.

Selen: schädlich nur in sehr großen Mengen

Selen ist ein wichtiger Schutzfaktor (Antioxidans) gegen schädliche Sauerstoffverbindungen (freie Radikale). Es ist auch an der Aktivierung von Schilddrüsenhormonen beteiligt. Ihr täglicher Bedarf liegt bei etwa 50 bis 200 μg. Tagesdosen von mehr als 400 μg sollten Sie nur unter ärztlicher Aufsicht einnehmen.

Das sind die Folgen einer dauerhaften Selen-Überdosierung:

- Haarausfall
- schuppige Haut
- Übelkeit, Erbrechen
- Kopfschmerzen

Typisch für hoch dosiertes Selen (mehr als 2.000 μg) ist auch ein knoblauchartiger Geruch aus dem Mund, da überschüssiges Selen mit der Atemluft abgegeben wird.

Eisentabletten gehören nicht in Kinderhände

Die wichtigste Funktion von Eisen ist die Bindung von Sauerstoff an Hämoglobin, den roten Blutfarbstoff, der den Sauerstoff transportiert.

Sie sollten täglich etwa 10 bis 15 mg Eisen aufnehmen. Eine Überdosierung tritt bei gesunden Menschen nur selten auf, da zu viel Eisen einfach ausgeschieden wird. Dann verfärbt sich lediglich der Stuhl dunkel.

Eisentabletten dürfen nicht in Kinderhände geraten.

Nur bei einer versehentlichen Einnahme größerer Mengen an eisenhaltigen Präparaten kann es zu einer akuten Eisenvergiftung (Symptome: blutiges Erbrechen, Durchfall, Teerstuhl, Schock) kommen. Die tödliche Dosis beträgt bei Kleinkindern etwa 2 g. Daher sollten Sie Eisentabletten stets für Kinder unzugänglich aufbewahren. Personen mit einer genetisch bedingten Eisenstoffwechsel-Störung (**Hämochromatose**) dürfen auf keinen Fall Eisenpräparate einnehmen. Bei ihnen lagert sich Eisen in vielen Organen (z. B. in der Leber) ab und kann deren Funktion beeinträchtigen.

In der Tabelle auf Seite 42 finden Sie noch einmal alle wichtigen Informationen zu Mineralstoffen zusammengefasst. Wichtig ist, dass Sie sich bei der Selbstmedikation **an die vorgegebenen Höchstdosierungen halten**. Mineralstoffe dürfen Sie ohne ärztlichen Rat nicht in so genannten Mega-Dosen anwenden. Dies gilt vor allem für die einseitige Zufuhr eines einzelnen Minerals. Das kann Ihren Stoffwechsel aus dem Gleichgewicht bringen und Ihnen mehr schaden als nützen. ■

Welche Testverfahren mögliche Defizite zuverlässig nachweisen

Für eine erste Beurteilung reicht es völlig aus, wenn Sie die 8 wichtigsten Vitalstoffe bestimmen lassen

Menschen, die das ganzjährig breite Angebot an frischem Obst und Gemüse nutzen, werden in der Regel ausreichend mit Vitalstoffen versorgt sein. Wichtig ist außerdem, möglichst wenig industriell verarbeitete Lebensmittel und ausreichend Milchprodukte zu verzehren. Weiterhin sollten Sie darauf achten, Ihre Lebensmittel am besten frisch zu kaufen, sie nicht zu lange zu lagern und schonend zuzubereiten. Es gibt jedoch Risikogruppen, die häufig zu wenig Vitalstoffe aufnehmen.

Vitalstoffmängel können auftreten bei:

- Menschen mit einseitiger Ernährungsweise
- Rauchern
- Menschen mit erhöhtem Alkoholkonsum
- Schwangeren und Stillenden
- älteren Menschen
- Menschen mit Magen-Darm-Erkrankungen
- Menschen, die regelmäßig Medikamente einnehmen müssen (z. B. Schmerzmittel, Antibiotika, Östrogene)

Achten Sie darauf, Ihre Lebensmittel möglichst frisch zu kaufen.

An welchen Nährstoffen es diesen Gruppen besonders mangelt, entnehmen Sie bitte der Tabelle auf Seite 46.

Eine Haarmineralanalyse ist zu ungenau

Wenn Sie zu diesen Risikogruppen gehören, sollten Sie einmal überprüfen lassen, ob Sie noch ausreichend mit Vitalstoffen versorgt sind. Aber Vorsicht: Nicht jedes Diagnoseverfahren, das Ihnen angeboten wird, ist auch tatsächlich sinnvoll!

Oft versprechen Werbeanzeigen in der Zeitung, im Internet oder auch in der Apotheke einen **kostenlosen Vitamin-Check.** Nicht selten stellt sich dabei heraus, dass Sie alle möglichen Mängel haben, die sehr leicht durch die Einnahme von umgehend angepriesenen, völlig überteuerten Vitamin- und Mineralstoffpräparaten zu beheben seien, die angeblich „ganz speziell auf Sie" zugeschnitten sind. Fallen Sie auf solche Angebote nicht herein!

Nicht empfehlenswert – weil viel zu ungenau – ist auch die so genannte Haarmineralanalyse. Sie eignet sich vor allem dazu, Schwermetallbelastungen oder Drogenmissbrauch nachzuweisen, da diese Substanzen in die Hornsubstanz der Haare eingelagert werden. Doch zum Nachweis von Vitalstoffmängeln sollten Sie sich nicht auf dieses Verfahren verlassen, für das Sie bis zu 300 € aus eigener Tasche bezahlen müssen.

Warum Haarmineralanalysen nicht geeignet sind:

- Das Haar steht nicht mit den Körperspeichern im Gleichgewicht; ein Defizit kann so erst spät nachgewiesen werden.
- Vergleichsanalysen haben ergeben, dass verschiedene Labore völlig unterschiedliche Ergebnisse für ein und dieselbe Probe lieferten.
- Im Gegensatz zum Blut gibt es für das Haar keine allgemein akzeptierten „Normalwerte".
- Umwelteinflüsse wie Schwimmbadwasser, Sonne, Haarwaschmittel oder Dauerwelle sowie Geschlecht, Alter und Haarlänge verfälschen die Analyseergebnisse.

Häufige Nährstoffmängel

Risikogruppe	Fehlende Vitalstoffe
Senioren	Vitamin B_1, B_{12}, B_6 und Folsäure, Vitamin D, Vitamin E, Zink, Selen, Vitamin B_1, Jod
Raucher	Vitamin C, Vitamin E, Beta-Carotin, Selen
Patienten mit Störungen im Magen-Darm-Bereich (schlechte Nährstoffaufnahme)	Vitamin B_{12}, B_6, Folsäure, fettlösliche Vitamine A , D, E, K, Zink
Einnahme von Medikamenten (z. B. Antibiotika, Schmerzmittel, „Pille")	sehr unterschiedliche Mangelerscheinungen

Neben der Haarmineralanalyse werden noch weitere alternative Nachweisverfahren angeboten, die ebenfalls keine verlässlichen Ergebnisse liefern.

Ungenaue Verfahren sind außerdem:

- angewandte Kinesiologie
- Bioresonanztestungen
- Dunkelfeld-Blutdiagnostik
- Elektroakupunktur nach Voll
- Mikro-Test A (Messung von Körperschwingungen)

Das einzige Labor-Verfahren, das wirklich eine verlässliche Aussage über Nährstoffmängel erlaubt, ist eine Blutuntersuchung.

Lassen Sie nur ausgewählte Werte bestimmen

Ihr Hausarzt kann zwar das Blut abnehmen, ist aber meist nicht für die Analysen gerüstet. Fragen Sie vor der Bestimmung Ihren Arzt oder einen Labormediziner, welche Kosten voraussichtlich auf Sie zukommen. Sie können für eine sehr umfangreiche Blutanalyse zwischen 500 und 1.000 € betragen. Die Krankenkassen übernehmen die Kosten nur dann, wenn eine medizinische Notwendigkeit vorliegt. Erkundigen Sie sich deshalb besser vorher auch bei Ihrer Kasse.

Nur eine Blutuntersuchung erlaubt verlässliche Aussagen.

In vielen Fällen reicht es jedoch aus, sich bei der Analyse auf die **acht wichtigsten Laborwerte** zu konzentrieren (siehe Tabelle auf Seite 48). Insgesamt werden Sie dafür weniger als 200 € an Laborkosten bezahlen müssen. Im Folgenden stellen wir Ihnen die Nährstoffe kurz vor, auf die Sie bei der Analyse besonderen Wert legen sollten.

Wenn Sie die Blutwerte bestimmen lassen, bekommen Sie einen recht genauen Überblick über gefährliche Vitalstoffdefizite. Wichtig ist, dass Sie die Ergebnisse mit Ihrem Arzt besprechen und dann auch mögliche Konsequenzen ziehen (z. B. Ernährungsumstellung, Auswahl eines geeigneten Nahrungsergänzungsmittels).

B-Vitamine schützen Ihre Gefäße

Ein Mangel an **Folsäure**, **Vitamin B_{12}** und **Vitamin B_6** führt zu einem erhöhten **Homocysteinspiegel** im Blut. Homocystein ist ein Zwischenprodukt im Eiweißstoffwechsel und benötigt diese Vitamine zu seinem Abbau. Zu hohe Homocystein-Konzentrationen können die Blutgefäße schädigen und gelten als **Risikofaktor für Herz-Kreislauf-Erkrankungen** (z. B. Schlaganfall, Thrombose oder Herzinfarkt). Gerade bei älteren Menschen kann die Aufnahme dieser Vitamine im Darm gestört sein.

Zu hohe Homocystein-Konzentrationen können die Blutgefäße schädigen.

Ein einheitlicher Grenzwert für Homocystein existiert bisher jedoch nicht. Lag früher der Normalwert unter 15 μmol/l, so werden inzwischen erst Werte unter 10 μmol/l als unbedenklich angesehen. Ein höherer Wert kann daher auf einen Mangel an den genannten B-Vitaminen hindeuten. Der beste Folsäure-Indikator ist die Messung von Folsäure in den Erythrozyten, also den roten Blutkörperchen. Bei Werten unter 320 nmol/l wird von einem Mangel gesprochen.

Vitamin B_{12} wird am besten im Blutplasma gemessen. In der Regel gelten Werte unter 360 pmol/l als Anzeichen für ein mögliches Defizit.

Diese 8 Blutwerte sollten Sie bestimmen lassen

Vitalstoff	Art der Bestimmung	empfohlener Wert	Kosten (circa)
Folsäure, Vitamine B_6 und B_{12}	Homocysteinwert im Blutplasma	unter 10 μmol/l	35 €
Folsäure (zur Absicherung des Homocysteinwerts)	rote Blutkörperchen	über 320 nmol/l	12 €
Vitamin B_{12}	Blutplasma	unter 222 pmol/l	12 €
Vitamin D	25 (OH)-Vitamin D im Blutplasma	über 25 nmol/l	22 €
Vitamin E	alpha-Tocopherol im Blutplasma	über 11,6 μmol/l	20 €
Vitamin C	Blutplasma	über 11 μmol/l	20 €
Zink	Blutplasma (aber ungenau)	über 9 μmol/l	5 €
Selen	Vollblut	über 1,9 μmol/l	20 €

Vitamin C, D und E wehren freie Radikale ab

Raucher und Menschen mit **erhöhter Infektanfälligkeit** haben einen gesteigerten Bedarf an Vitamin C. Die Konzentration von Vitamin C im Blutplasma spiegelt die Versorgung gut wider. Werte unter 11 µmol/l gelten als Mangel.

Wenig Sonnenlicht und die gestörte Aufnahme von fettlöslichen Vitaminen im Darm können zu einem **Vitamin-D-Mangel** führen. Vor allem Frauen haben hierdurch ein höheres Risiko für Osteoporose. Im Labor wird Vitamin D im Blutplasma bestimmt. Werte unter 25 nmol/l zeigen eine schlechte Vitamin-D-Versorgung an.

Zu wenig Sonnenlicht und Darmerkrankungen können einen Vitamin-D-Mangel verursachen.

Vitamin E ist ein wichtiges Antioxidans für den Körper – es dient als Zellschutz und kann darüber hinaus vor Gefäßerkrankungen wie Arteriosklerose, Herzinfarkt und Schlaganfall schützen. Am häufigsten wird Vitamin E in Form von alpha-Tocopherol im Plasma bestimmt. Bei Werten unter 11,6 µmol/l wird von einem Mangel gesprochen.

Die wichtigsten Spurenelemente sind Zink und Selen

Selen und Zink sind wichtige **Co-Faktoren für Enzyme**, ohne die lebenswichtige Reaktionen im Körper nicht ablaufen können. **Zink** wird für den Eiweißstoffwechsel benötigt; es hat antioxidative Eigenschaften und ist wichtig für die Wundheilung sowie die Immunabwehr. Bei einem Zinkmangel sind Muskulatur und Knochen in der Lage, eine Zeit lang reichlich Zink freizusetzen, sodass die Bestimmung im Blut keine gesicherten Aussagen über einen Mangel erlaubt und äußerst ungenau ist. Die Werte schwanken bei derselben Person am gleichen Tag um bis zu 25 %. Als Mangel werden Werte unter 9 µmol/l angesehen.

Selen ist ein wichtiger Wachstumsfaktor für fast alle Zellen und Bestandteil vieler Enzyme. Als idealer Wert gelten Blutspiegel von 1,9 µmol/l.

Die meisten Präparate müssen Sie aus dem Ausland beziehen

Falls Ihr Therapeut bei Ihnen einen Nährstoffmangel festgestellt hat, sollten Sie versuchen, diesen durch ein Vitalstoffpräparat auszugleichen. Allerdings ist es bei der derzeitigen Gesetzeslage in Deutschland nicht immer ganz einfach, sich die benötigten Präparate zu beschaffen.

Vitalstoffe sind in der Regel nicht durch die Krankenkassen erstattungsfähig.

Vitamine und Mineralstoffe sehen zwar äußerlich in ihren Verpackungen oft ähnlich aus wie Medikamente, aber rechtlich gesehen handelt es sich um eine ganz andere Stoffklasse. Sie gehören zur Gruppe der so genannten **Nahrungsergänzungsmittel**. Damit fällt alles, was mit ihrem Handel und ihrer Anwendung zu tun hat, nicht unter das deutsche Arzneimittel-, sondern unter das Lebensmittelrecht. Für Sie als Verbraucher hat diese Regelung einige Konsequenzen.

Das unterscheidet Vitalstoffe von Arzneimitteln:

- Sie sind in der Regel nicht durch die Krankenkassen erstattungsfähig.
- Sie sind frei verkäuflich (auch in Supermärkten, Drogerien und im Versandhandel).
- Sie dürfen nicht mit einer medizinischen Wirkung werben.
- Sie werden weniger streng auf Reinheit kontrolliert.
- Sie müssen ihre Wirksamkeit nicht in Studien belegen.

In der Praxis kommt noch ein weiteres Problem hinzu: Vitalstoff-Präparate, die mehr als **das Dreifache der** von der Deutschen Gesellschaft für Ernährung (DGE) **offiziell empfohlenen Tagesdosis** enthalten, gelten in Deutschland als Arzneimittel.

Da sich jedoch Vitalstoffpräparate anders als Medikamente nicht patentieren lassen, lohnt sich der hohe finanzielle Aufwand einer Arzneimittel-Zulassung in Deutschland für die Vertreiber nicht. Denn ihre Konkurrenten könnten sofort mit billigen Nachahmer-Produkten auf den Markt kommen. Die meisten bieten ihre **Produkte** daher **vom Ausland aus an** (insbesondere aus den Niederlanden), wo die gesetzlichen

Regelungen weniger streng sind. Alle Firmen, die wir Ihnen als kleine Auswahl in der Adressenliste auf Seite 193 nennen, haben jedoch auch eine deutschsprachige Bestellannahme und telefonisch erreichbare Kundenberatungsstellen.

Auch Ihre **Apotheke** kann die Produkte aus dem Ausland für Sie bestellen. Weitere Anbieter finden Sie leicht im Internet. Allerdings ist hier die Qualität der Produkte oft zweifelhaft. Wenn Sie sich bei einem erfahrenen Orthomolekularmediziner in Behandlung befinden, wird er Ihnen in der Regel ebenfalls eine Bezugsquelle für qualitativ hochwertige Nahrungsergänzungspräparate nennen können.

Orthomolekular-Spezialisten finden Sie unter Ärzten, Heilpraktikern und Ernährungsberatern

Wesentlich komplizierter als die Suche nach einer Bezugsquelle für Vitalstoffpräparate könnte für Sie als Patient die Suche nach einem geeigneten Therapeuten sein. Denn nur die wenigsten Mediziner haben eine Zusatzausbildung in orthomolekularer Medizin oder Erfahrungen in der Anwendung von Vitalstoffen und der Diagnostik von Vitalstoffmängeln.

Nur die wenigsten Mediziner haben Erfahrung in der Anwendung von Vitalstoffen.

Am Praxisschild oder am Telefonbucheintrag sind die Experten ebenfalls nicht zu erkennen, da „orthomolekulare Therapie“ **keine offizielle Zusatzbezeichnung** ist, auf die die Mediziner öffentlich aufmerksam machen dürfen.

Experten der orthomolekularen Therapie finden sich jedoch nicht nur in der Ärzteschaft, sondern auch unter den **Heilpraktikern**. Oftmals bieten **freie Ernährungsberater** ebenfalls Sprechstunden zu diesem Thema an. Um einen solchen Experten in Ihrer Nähe zu finden, wenden Sie sich am besten an die im Verzeichnis auf Seite 191 angegebenen Fachgesellschaften. Dort erhalten Sie entsprechende Adressenlisten.

Vorbeugen und gesund bleiben

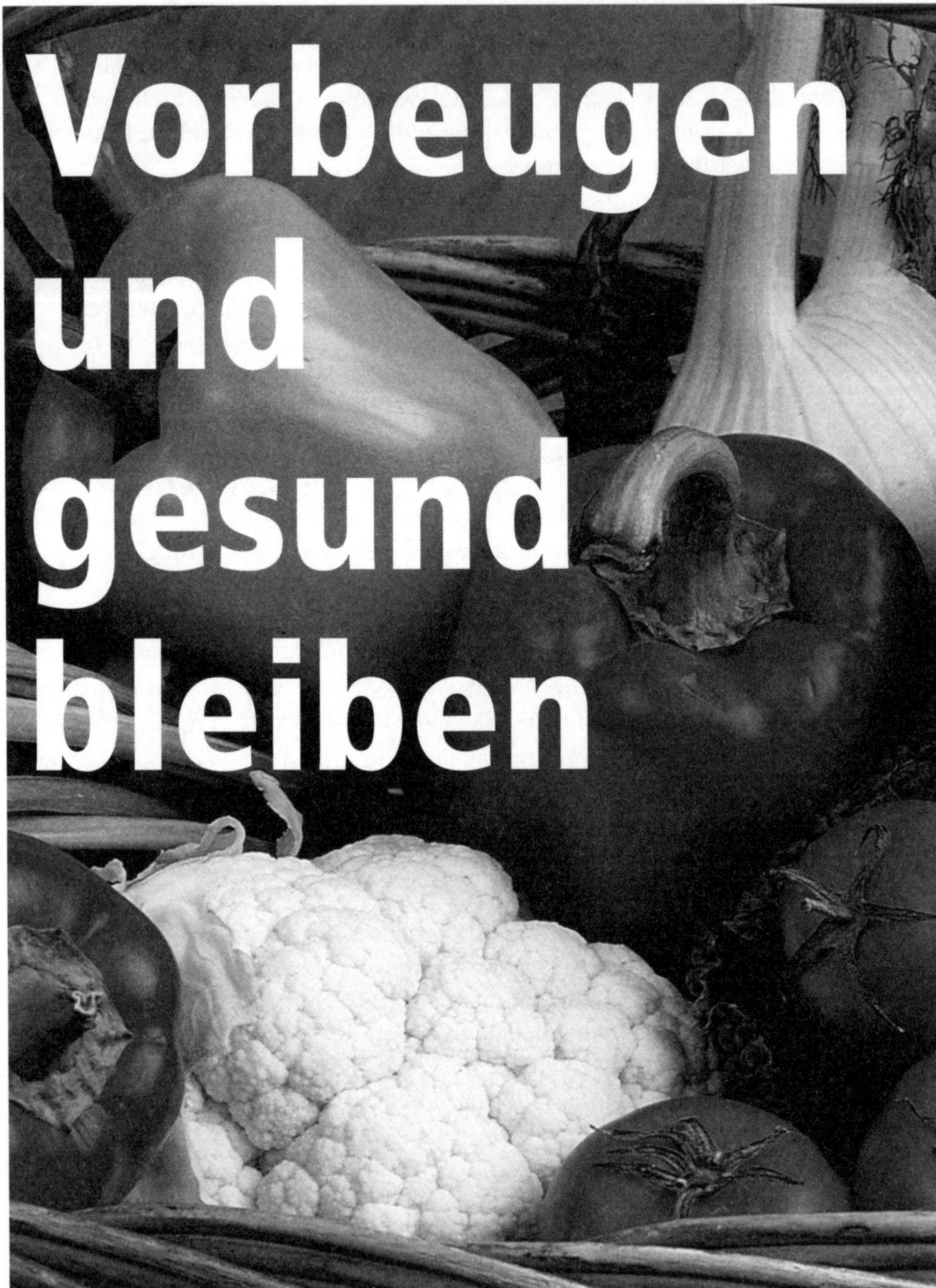

Müde und abgeschlagen? Haben Sie schon mal an einen Vitamin-B-Mangel gedacht?

Mit Vollkorn- und Milchprodukten beugen Sie einer schleichenden Unterversorgung vor

Unter dem Begriff „Vitamin-B-Komplex“ werden alle wasserlöslichen Vitamine mit Ausnahme des Vitamin C zusammengefasst. Im Gegensatz zu den fettlöslichen Vitaminen A, D, E und K sind die Vitamine des B-Komplexes allesamt Vorstufen von so genannten **Coenzymen**. Das sind relativ kleine Bio-Moleküle, die die wesentlich größeren Enzyme bei Stoffwechselreaktionen unterstützen.

Ohne B-Vitamine würden viele wichtige Stoffwechselvorgänge nicht ablaufen.

Ohne die Coenzyme würden viele wichtige Stoffwechselvorgänge nicht ablaufen. Sie spielen in unserem Körper eine bedeutende Rolle bei der **Energiegewinnung**, bei der **Hormonproduktion** und auch bei verschiedenen **Funktionen des Nervengewebes**.

Zufuhrempfehlungen für B-Vitamine für Erwachsene pro Tag		
Vitamin	**Deutsche Gesellschaft für Ernährung**	**Orthomolekulare Medizin**
Thiamin (B_1)	1,3 mg	50,0 mg
Riboflavin (B_2)	1,6 mg	50,0 mg
Niacin	18,0 mg	300,0 mg
Pyridoxin (B_6)	1,8 mg	50,0 mg
Cobalamin (B_{12})	3,0 µg	100,0 µg
Folsäure	0,4 mg	0,8 mg
Pantothensäure	6,0 mg	100,0 mg
Biotin	30,0 µg	100,0 µg

Zu den B-Vitaminen werden gerechnet:

- Thiamin (Vitamin B_1)
- Riboflavin (Vitamin B_2)
- Niacin
- Pyridoxin (Vitamin B_6)
- Cobalamin (Vitamin B_{12})
- Folsäure
- Pantothensäure
- Biotin

Chemische Substanznamen ersetzen heute die alten Vitaminbezeichnungen.

Chemische Substanznamen ersetzen heute die alten Bezeichnungen Vitamin B_1, B_2, B_3 usw. Diese stammen noch aus der Zeit, in denen die genauen chemischen Strukturen der einzelnen B-Vitamine unbekannt waren. Im Laufe der Zeit wurden einige Stoffe, die ursprünglich als B-Vitamine eingestuft wurden, aus der Reihe gestrichen, weil sie sich zum Beispiel als Aminosäuren entpuppt hatten. Daher ist die Reihe von 1 bis 13 heute nicht mehr vollständig.

Andere Substanzen sind erst später in die B-Gruppe eingeordnet worden. Sie haben daher nur ihren chemischen Namen und keine eigene B-Nummer.

Diese Lebensmittel sind besonders reich an B-Vitaminen:

- Milch und Milchprodukte
- Käse
- Eier
- Vollkornprodukte
- Rinder- und Schweineleber
- Rind- und Schweinefleisch
- Bohnen
- Vollkornreis
- Walnüsse

B-Vitamine müssen Sie täglich mit der Nahrung aufnehmen

Die Vitamine des B-Komplexes werden in unserem Körper sehr schnell verbraucht und überwiegend mit dem Urin wieder ausgeschieden. Wir können diese Vitamine also **nicht in einem nennenswerten Umfang speichern**, sondern sind auf ihre tägliche Zufuhr über die Nahrung angewiesen. Aus diesem Grund können Sie auch unbedenklich größere Mengen von Vitaminen des B-Komplexes zu sich nehmen. Denn was unser Körper nicht braucht, wird über den Urin wieder entsorgt.

B-Vitamine können im Körper nicht gespeichert werden.

Eine Ausnahme bildet lediglich das Cobalamin (Vitamin B_{12}), welches einem ständigen Kreislauf zwischen Leber und Darm unterliegt und deshalb nur in geringen Mengen ausgeschieden wird.

In der Tabelle auf Seite 53 sind die empfohlenen Tagesdosen für die einzelnen B-Vitamine aufgeführt. Für Sie verglichen haben wir dabei die Empfehlungen der **Deutschen Gesellschaft für Ernährung (DGE)** in Bonn. und Empfehlungen von **Orthomolekular-Medizinern** wie dem zweifachen Nobelpreisträger Linus Pauling.

Der Unterschied liegt darin, dass die DGE bei ihren Empfehlungen solche Mengen zu Grunde legt, mit denen sich offenkundige Mangelkrankheiten vermeiden lassen. Die Orthomolekular-Mediziner sind dagegen überzeugt, dass es auch noch bei höheren täglichen Vitamindosen zu einem in sechs Stadien ablaufenden schleichenden Mangel kommen kann (siehe Seite 12). Die Symptome sind dann zwar nicht offensichtlich, aber auf Dauer stellen sich dennoch gesundheitliche Schäden ein. Die Orthomolekularmediziner empfehlen daher zur Gesunderhaltung höhere Vitaminmengen.

Pellagra und Beri-Beri sind typische Vitamin-B-Mangelkrankheiten

Wegen der großen Bedeutung des Vitamin-B-Komplexes im menschlichen Stoffwechsel kann eine langfristige Unterversorgung schwerwiegende Krankheiten auslösen. So führt zum Beispiel eine Unterversorgung mit Niacin zu **Pellagra** (Hautverfärbungen, Durchfall) und ein

Mangel an Thiamin zu **Beri-Beri** (Atemnot, Lähmungen; siehe auch Tabelle unten. Im Anfangsstadium einer jeden Erkrankung können die Symptome mit hohen Mengen des jeweiligen Vitamins wieder rückgängig gemacht werden.

Bei vielen Krankheiten kann die Vitamin-B-Aufnahme gestört sein

In unserer hoch entwickelten Gesellschaft kommen normalerweise keine extremen B-Vitamin-Mangelzustände (Stadium 5 und 6) mehr vor. Es gibt jedoch eine Reihe von Erkrankungen, in deren Folge die Vitamine nicht mehr richtig in unseren Körper aufgenommen werden.

Charakteristische Mangelsymptome der Vitamine des B-Komplexes

Vitamin	Krankheit	Symptome
Thiamin	Beri-Beri	Atemnot, Krämpfe, Muskellähmung, Nervenentzündung, Depressionen, Gedächtnisverlust, Schlaflosigkeit, Schwindel
Riboflavin	Ariboflavinose	Blutarmut, Nervenentzündung, Grauer Star, Rötung und Schuppung der Haut, glanzlose und brüchige Fingernägel
Niacin	Pellagra	braune Pigmentierung an Gesicht, Händen, Füßen, Durchfall, Erbrechen, Verwirrung, Halluzinationen
Pyridoxin	———	Wachstumsstörungen, Muskelabbau, Immunschwäche, Blutarmut, Krämpfe
Pantothensäure	„Burning feet"-Syndrom	Taubheitsgefühl und Kribbeln in den Füßen mit anschließendem Brennen
Biotin	———	Rötung und Schuppung der Haut, Depressionen, extreme Mattigkeit, Muskelschmerzen, Appetitlosigkeit, Überempfindlichkeit
Folsäure	Megaloblasten-anämie	Blutarmut, Durchfälle, Wachstumsstörungen, Immunschwäche, Störung der Fortpflanzung, Neuralrohrdefekt bei Neugeborenen
Cobalamin	perniziöse Anämie funikuläre Myelose	Verringerung der Zellteilung im Knochenmark, daher Blutarmut Nervenerkrankung durch Entmarkung von Nervensträngen

Da ein gesunder Magen-Darm-Trakt die Voraussetzung für eine gute Aufnahme der Vitamine ist, sind Menschen mit **Erkrankungen des Dünndarms** und des **Magens** besonders betroffen. Bei **Leberkranken** ist die Verwertung der Vitamine gestört, und dialysepflichtige **Nierenkranke** verlieren bereits aufgenommene Vitamine wegen deren Wasserlöslichkeit im Verlauf einer Dialyse. In diesen Fällen sollten Sie **unter ständiger Kontrolle Ihres Arztes** größere Mengen der Vitamine des B-Komplexes zu sich nehmen.

Bei großem Stress oder körperlicher Anstrengung brauchen Sie mehr B-Vitamine

Bei sonst gesunden Menschen gibt es aber auch bestimmte Gruppen, die aufgrund ihrer Lebensumstände ein erhöhtes **Risiko für eine Unterversorgung** mit B-Vitaminen aufweisen.

Hierzu zählen Menschen, die regelmäßig größere Mengen Alkohol konsumieren, Leistungssport treiben, ständig unter Stress stehen oder häufig einseitige Diäten durchführen.

Bei Diäten benötigen Sie besonders viel B-Vitamine.

Ein Vitamin-B-Mangel kann begünstigt werden durch:

- Einnahme oraler Kontrazeptiva („Pille“)
- Alkoholmissbrauch
- Nervenleiden
- Nierenerkrankungen
- Erkrankungen des Verdauungstraktes (Magen, Darm)
- extreme körperliche Belastungen (Leistungssport, Schwerstarbeit)
- dauerhafte Einnahme von Medikamenten (z. B. Antibiotika, Chemotherapie)
- einseitiges Ernährungsverhalten (Veganer)
- häufige Abmagerungskuren
- Diabetes
- Schwangerschaft und Stillzeit
- Wachstum (Jugendliche)
- hohes Lebensalter

Es kommt zwar nicht zu den schwerwiegenden Störungen eines ausgeprägten Mangels, aber die Folgen sind dennoch spürbar.

Das können Anzeichen eines Vitamin-B-Mangels sein:

- Müdigkeit
- Abgeschlagenheit
- Kopfschmerzen
- Konzentrationsprobleme
- depressive Verstimmungen
- schlechter Zustand von Haut, Fingernägeln und Haaren
- prämenstruelles Syndrom

Kostengünstige Präparate sind meist vollkommen ausreichend.

In solchen Fällen sollten Sie B-Vitamine in Form eines Komplex-Präparates zusätzlich zur normalen Ernährung einnehmen. Sie erhalten Präparate mit dem Vitamin-B-Komplex in Apotheken, Drogerien und Reformhäusern oder im Versandhandel. Eine Monatspackung kostet zwischen 5 und 15 €. Sie können ohne weiteres die preisgünstigen Präparate kaufen. Achten Sie aber darauf, dass möglichst alle B-Vitamine – mindestens in der auf Seite 53 angegebenen, von der DGE empfohlenen Dosis – enthalten sind.

In sehr hohen Dosen werden B-Vitamine auch gegen Krankheiten eingesetzt

Mittlerweile gibt es in der Medizin viele Bestrebungen, hohe Dosen des Vitamin-B-Komplexes bei bestimmten Erkrankungen einzusetzen. Zur Anwendung kommen dann nicht mehr nur Präparate zum Einnehmen, sondern auch Spritzen oder Infusionen, die der Arzt vornimmt.So kann mit hohen Mengen an B-Vitaminen eine **schnellere Linderung bei Schmerzzuständen** erzielt werden. Daneben gibt es Versuche, den Vitamin-B-Komplex auch bei **prämenstruellem Syndrom, Depressionen, Lernschwierigkeiten** sowie bei anderen psychischen Erkrankungen einzusetzen. Da bei diesen Vitaminen auch in sehr hohen Dosen keine Nebenwirkungen auftreten, spricht nichts gegen einen Therapieversuch unter ärztlicher Kontrolle. ■

Sind Sie wirklich ausreichend mit diesem wichtigen B-Vitamin versorgt?

Folsäure schützt Sie vor Herzinfarkt, Schlaganfall und Altersdemenz

Der menschliche Organismus ist auf insgesamt 13 verschiedene Vitamine angewiesen. Wenn diese mit der Nahrung nicht ausreichend zugeführt werden, drohen langfristig ernste gesundheitliche Schäden. Wer körperlich gesund ist und sich wirklich an die Maßgabe hält, fünf Portionen Obst und Gemüse täglich zu verzehren, für den dürfte zumindest die Grundversorgung mit zwölf dieser Vitamine kein Problem sein. Aber es gibt ein Vitamin, bei dem Sie selbst mit der gesündesten Ernährung die empfohlene Mindestmenge nur sehr schwer erreichen können: **Folsäure**.

Selbst bei gesunder Ernährung droht ein Folsäuremangel.

Trotzdem ist es möglich, diese Schwierigkeiten zu umgehen und den Folsäurebedarf zu decken. Leider sind sich auch viele Mediziner der Auswirkungen eines Mangels nicht bewusst – obwohl mittlerweile klar ist, dass bei einem Folsäuremangel Ihr Risiko für **Arteriosklerose** und **Demenz-Erkrankungen** deutlich steigt.

Fast 90 % der Deutschen haben einen ausgeprägten Mangel

Amerikanische Forscher isolierten im Jahr 1940 aus Spinat einen Faktor, mit dem sie das Wachstum von Joghurtkulturen anregen konnten. Später wurde deutlich, dass er auch für die menschliche Ernährung unerlässlich war. Da die Substanz zuerst in Blättern entdeckt wurde, bezeichneten ihre Entdecker sie nach dem lateinischen Namen für Blatt (folium) als Folsäure.

Folsäure ist an wichtigen Auf- und Abbauprozessen im Körper beteiligt. Diese Reaktionen werden von großen Eiweißstoffen (Enzymen) gesteuert. Doch sie sind dabei auf vergleichsweise kleine Biosubstanzen angewiesen, die „**Co-Enzyme**". Eines der wichtigsten Co-Enzyme des Organismus ist die Folsäure.

Das sind die Aufgaben von Folsäure im Körper:

- Abbau schädlicher Stoffwechselprodukte (Homocystein)
- Aufbau der Erbsubstanz DNA
- Regulation von Wachstumsprozessen (besonders bei Embryos)
- Regeneration von Gewebe

Um diese vielfältigen Aufgaben erfüllen zu können, empfiehlt die Deutsche Gesellschaft für Ernährung (DGE) in Bonn die **tägliche Aufnahme von 400 µg Folsäure**.

Doch diesen Wert erreichen in Deutschland nur ganz wenige Menschen. Die DGE hat in ihrem Ernährungsbericht für das Jahr 2000 eklatante Folsäure-Defizite festgestellt: **90 % der Frauen** und **85 % der Männer erreichen** die empfohlene **Mindestdosis nicht**.

Folsäurereiche Lebensmittel („Nahrungsfolat"* in µg** pro 100 g)	
Rinderleber	242
Hülsenfrüchte	213
Fenchel	100
Brokkoli	114
Rote Bete	93
Weichkäse	85
Weißkohl	79
Spinat	78
Walnüsse	77
Roggen-Vollkorn	70
Hühnerei	65
Weizen-Vollkorn	50
Zum Vergleich:	
Kartoffeln	15
Weizen-Weißmehl	10
Milch	6
Apfel	4
Fleisch (Rind, Schwein)	3

* Beim Folsäuregehalt wird unterschieden zwischen „Nahrungsfolat" (= gesamte Folsäuremenge in einem Lebensmittel) und „Folsäureäquivalenten" (= vom Körper verwertbare Menge). Die in diesem Beitrag angegebenen Folsäuremengen beziehen sich immer auf das „Nahrungsfolat".

** 1 µg = 1/1000 mg

Essen Sie Salat und Vollkornprodukte – ohne sie ist ein Mangel vorprogrammiert

Für diese Mangelsituation machen die Experten vor allem das Fehlen von frischem Gemüse in der Nahrung verantwortlich. Denn Salat, Blattgemüse und Kohlarten sind unsere wichtigsten Nahrungsquellen für das „Blatt-Vitamin" Folsäure. Dagegen sind unsere einheimischen Obstsorten eher unterdurchschnittliche Folsäurelieferanten.

Der grassierende Mangel resultiert daher auch aus dem Trend, die Hauptmahlzeiten außer Haus einzunehmen. Was in der Kantine oder im Schnellrestaurant versäumt wird, können Sie bei der Folsäure nicht mehr mit einem Apfel oder einer Orange zu Hause ausgleichen – so gesund die zusätzlichen Obst-Snacks aus anderen Gründen auch sein mögen. Machen Sie es sich zur Gewohnheit, **regelmäßig** einen **Salat** (z. B. Rote Bete, Weißkohl oder Fenchel, garniert mit Walnüssen) oder ein **Müsli mit Vollkornflocken** zu essen.

Rohkost und Müsli sind exzellente Folsäurelieferanten.

Rohkost oder Müsli sind besonders wichtig, weil Folsäure beim Kochen **durch die Hitze zerstört** und sehr leicht ins Kochwasser ausgespült wird. Auf welche Lebensmittel Sie außerdem verstärkt setzen sollten, entnehmen Sie bitte der Tabelle auf Seite 60. Sie erkennen an den dort genannten Vergleichswerten, dass **unsere Hauptnahrungsmittel** wie Fleisch, Kartoffeln, Milch oder ausgemahlenes Weizenmehl **extrem folsäurearm** sind. Darin dürfte einer der Hauptgründe für die ausgeprägte Mangelsituation liegen.

Wenn Sie Medikamente einnehmen, ist Ihr Bedarf erhöht

Folsäure ist für den Aufbau der Erbsubstanz DNA von entscheidender Bedeutung. Bei jeder Zellteilung wird die DNA verdoppelt und auf die Töchterzellen verteilt. Daher leiden vor allem solche Körperfunktionen unter einem Folsäuremangel, die von einer hohen Zelltei-

So schützt Folsäure Ihre Gefäße

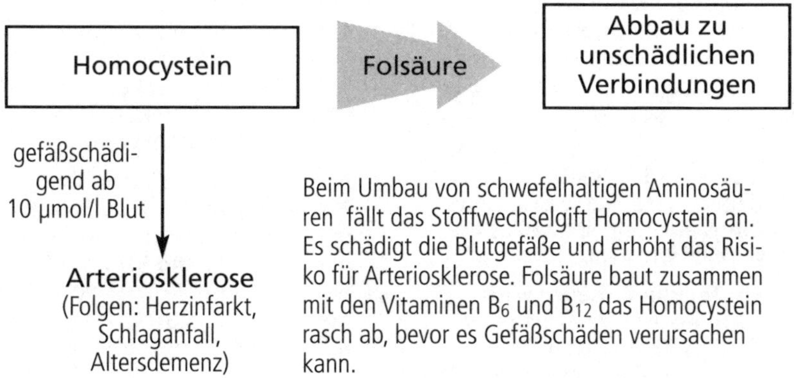

Beim Umbau von schwefelhaltigen Aminosäuren fällt das Stoffwechselgift Homocystein an. Es schädigt die Blutgefäße und erhöht das Risiko für Arteriosklerose. Folsäure baut zusammen mit den Vitaminen B_6 und B_{12} das Homocystein rasch ab, bevor es Gefäßschäden verursachen kann.

lungsrate gekennzeichnet sind, z. B. die Blutbildung, die Schleimhauterneuerung, die Immunabwehr oder die Embryonalentwicklung.

Mögliche Symptome eines Folsäuremangels sind:

- Blutarmut (Anämie)
- Schleimhautreizungen im Mundbereich
- Durchfall
- Wachstumsstörungen
- sinkende Abwehrkräfte
- Missbildungen bei Neugeborenen

Frauen mit Kinderwunsch, Schwangeren und stillenden Müttern wird mittlerweile die Einnahme von Folsäure-Präparaten (400 μg täglich) empfohlen. Der heranreifende Embryo hat wegen der starken Zelltei-

So beugen Sie einem Folsäuremangel vor

- Ein Folsäuremangel begünstigt Arteriosklerose (Arterienverkalkung) und erhöht somit Ihr Risiko für Herzinfarkt, Schlaganfall sowie Altersdemenz.
- Die besten Folsäurequellen sind Blattgemüse (z. B. als Salat zubereitet) und ungekochte Vollkornprodukte, z. B. Müsli oder Brot.
- Achten Sie beim Einkauf auf Lebensmittel, die mit Folsäure angereichert sind. Auf dem Markt sind Frühstücksgetreideprodukte, Säfte und neuerdings auch ein spezielles angereichertes Salz.
- Ein Teil der Folsäure wird beim Kochen zerstört oder tritt ins Kochwasser über. Garen Sie daher Gemüse möglichst schonend und kurz (mit wenig Wasser, optimal ist ein Schnellkochtopf). Nutzen Sie das Kochwasser zum Zubereiten von Saucen.
- Einem Mangel können Sie mit Folsäurepräparaten vorbeugen. Das Vitamin ist in den meisten Multivitaminpräparaten enthalten, mit denen Sie Ihren Monatsbedarf bereits für ca. 5 € decken können (erhältlich in Apotheken, Drogerien und Supermärkten).
- Achten Sie darauf, dass Ihr Präparat außer 400 µg Folsäure mindestens auch 6 µg Vitamin B_{12} und 2 mg Vitamin B_6 enthält. Dieses Trio ist gemeinsam am Abbau des gefäßschädigenden Homocysteins beteiligt.

lungsaktivität einen enormen Folsäurebedarf, sodass die Reserven der Mutter schnell aufgebraucht sind. Folsäuremangel kann beim Kind zu **Fehlbildungen der Wirbelsäule** und des Rückenmarks (u. a. „offener Rücken") führen. Da die Anlagen dazu bereits in den ersten Schwangerschaftstagen gelegt werden (wenn die meisten Frauen von ihrer Schwangerschaft noch gar nichts wissen), sollte mit der Einnahme der Präparate schon bei bestehendem Kinderwunsch begonnen werden.

In diesen Situationen ist Ihr Bedarf erhöht:

- in Schwangerschaft und Stillzeit
- bei Alkoholmissbrauch
- bei chronischen Darmkrankheiten (Zöliakie, Morbus Crohn, Colitis ulcerosa)
- bei dauerhafter Medikamenteneinnahme

Alkoholkranke nehmen über den Alkohol zu viele leere Kalorien auf, sodass bei ihnen fast regelmäßig zu niedrige Folsäurewerte gemessen werden. Bei Patienten mit chronischen Darmkrankheiten ist die Aufnahme des Vitamins im Darm beeinträchtigt. Bei ihnen kann der Mangel noch verstärkt werden, weil sie häufig auf entzündungshemmende Mittel angewiesen sind.

Alkohol und viele Medikamente sind die reinsten Folsäure-Räuber.

Aber auch viele weitere Medikamente, darunter so weit verbreitete wie die „Pille" oder Acetylsalicylsäure (ASS), beeinflussen die Bioverfügbarkeit der Folsäure negativ. Ebenfalls als „Folsäureräuber" gelten Epilepsiemittel, einige Rheuma- und Krebsmedikamente (z. B. Methotrexat), Entzündungshemmer (Sulfasalazin) und Diabetes-Mittel (Metformin).

Folsäuremangel? Alarmstufe Rot für Ihre Gefäße!

Bis sich ein Folsäuremangel beispielsweise durch eine Blutarmut (Anämie) deutlich zeigt, müssen die Körperspeicher schon extrem ausgelaugt sein. Selbst bei der hier zu Lande vorherrschenden schlechten Versorgung sind solche eindeutigen Mangelerscheinungen sehr selten. Viel wichtiger ist es, dass Sie sich vor einem **schleichenden Mangel** schützen. Dieser kann ganz ohne deutlich sichtbare Spuren

– z. B. körperliche Krankheiten oder eine geringe geistige Leistungsfähigkeit – ablaufen, aber dennoch weit reichende Folgen nach sich ziehen.

Folsäure befreit den Körper vom Stoffwechselgift Homocystein.

Denn die Folsäure ist an einer für den Körper ausgesprochen wichtigen Entgiftungsreaktion beteiligt: dem Abbau des so genannten **Homocysteins**. Dieser Stoff fällt beim Umbau schwefelhaltiger Aminosäuren (Bausteine der Eiweißstoffe) an und kann nur mit Hilfe der Folsäure (sowie ihren Partner-Vitaminen B_6 und B_{12}) in eine unschädliche Form überführt werden (siehe Grafik auf Seite 61). Homocystein gilt als **Risikofaktor für Arteriosklerose** (Arterienverkalkung). Damit steigt die Wahrscheinlichkeit für alle Krankheiten, die auf einer Arteriosklerose beruhen.

Ein erhöhter Homocysteinwert im Blut ist also ähnlich gefährlich wie ein hoher Cholesterinwert (normal sind Werte um 10 μmol/l). Wissenschaftler der Universität London haben 1998 nachgewiesen, dass ein Anstieg um 5 μmol/l das Risiko für einen Herzinfarkt um etwa 40 % steigert.

Diese Krankheiten werden durch einen hohen Homocysteinwert begünstigt:

- Herzinfarkt
- Schlaganfall
- Altersdemenz
- Durchblutungsstörungen
- Nierenschäden
- Augenerkrankungen

Doch leider findet das Homocystein immer noch viel zu wenig Beachtung. Beispielsweise wird in einer normalen Blutwert-Analyse bei Ihrem Hausarzt noch nicht routinemäßig bestimmt. Auch die Krankenkassen kommen für die Kosten einer solchen Analyse noch nicht auf.

Das ist umso bedauerlicher, weil sich ein hoher Homocysteinwert – ganz im Gegensatz zum Cholesterin – auf relativ simple Weise absenken lässt. Dazu reicht ein einfaches Folsäure-Präparat aus. ■

Immunstärkung und Radikalschutz: Wie Sie das Multitalent Vitamin C am besten nutzen

Es hilft nicht nur gegen Erkältungen, sondern schützt auch Ihre Blutgefäße vor schädlichen Sauerstoffradikalen

Schon 1753 veröffentlichte der britische Schiffsarzt James Lind die erste Studie über die Bekämpfung des bei Seefahrern gefürchteten Skorbuts mit Orangen und Zitronen. Doch welcher Inhaltsstoff die Seefahrer schützte, blieb lange Zeit unbekannt. Erst gegen Ende der 1920er Jahre gelang die Isolierung des Stoffes, der wegen seiner Anti-Skorbut-Eigenschaften **Ascorbinsäure** genannt wurde. Später erhielt er den Namen Vitamin C. Heute gilt er als eine der besten Waffen, um Erkältungskrankheiten vorzubeugen. Außerdem kann ein Vitamin-C-Mangel Krankheiten des Herz-Kreislauf-Systems begünstigen. Eine große Rolle spielen dabei Ablagerungen an den Wänden der Blutgefäße, die dadurch viel an Elastizität einbüßen und sich verengen. Dieser Prozess wird medizinisch als **Arteriosklerose** (Arterienverhärtung oder „-verkalkung“) bezeichnet.

Verengte Gefäße führen zu Herzinfarkt und Schlaganfall

Sind von der Arteriosklerose die Herzkranzgefäße betroffen, die den Herzmuskel mit Sauerstoff beliefern, ist die Versorgung dieses wichtigen Organs gefährdet. Verstopfen die Engpässe in den Herzgefäßen sehr plötzlich, wenn sich zum Beispiel ein kleines Blutgerinnsel darin festsetzt, kommt es zum **Herzinfarkt**. Geschieht das im Bereich der Arterien im Gehirn, resultiert daraus ein **Schlaganfall**.

Die Bildung der gefährlichen Engstellen in den Gefäßen ist ein sehr komplizierter biologischer Prozess. Hinweise darauf, dass eine Unterversorgung mit Vitaminen wesentlich dazu beiträgt, gab es aber schon lange. Beispielsweise zeigte sich 1994 in einer finnischen Untersuchung, dass Menschen mit einem niedrigen Vitamin-C-Spiegel im Blut ein bis zu 3,5fach höheres Herzinfarkt-Risiko hatten.

Vitamin C fängt aggressiven Sauerstoff und schützt so Ihre Blutgefäße

Die Schutzwirkung des Vitamin C für die Gefäße sehen Mediziner heute vor allem darin, dass es in der Lage ist, Sauerstoff-Radikale unschädlich zu machen. Diese besonders reaktionsfreudigen Moleküle entstehen als Nebenprodukte bei vielen Stoffwechselvorgängen. Und sie sind maßgeblich an der Arteriosklerose beteiligt: Über mehrere Zwischenschritte greifen sie die Zellen an, die die Gefäße auskleiden. In der Arterienwand setzt das einen Umbauprozess in Gang, der langfristig in Arteriosklerose mündet. Vitamin C macht zusammen mit anderen Vitalstoffen – hauptsächlich Vitamin E – die gefährlichen Sauerstoff-

Die 8 wichtigsten Aufgaben von Vitamin C

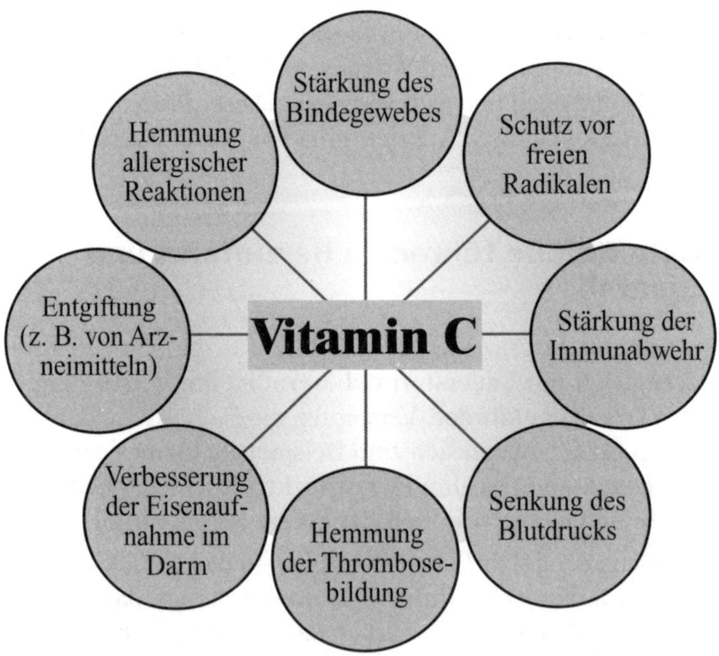

Vitamin C ist das Vitamin mit den vielfältigsten Aufgaben im Körper. Daher kann es auch zur Heilung vieler Krankheiten beitragen.

radikale unschädlich. Es wird daher als **Radikalfänger** oder Antioxidans bezeichnet.

Aber das ist wohl nicht der einzige Weg, wie das Vitamin die Blutgefäße schützt. So ist es beispielsweise am **Abbau des gefäßschädigenden Cholesterins** beteiligt. Außerdem ist es unentbehrlich für die Synthese der Eiweißstoffe Kollagen und Elastin. Beide sind wichtige Bestandteile des Bindegewebes, das die Gefäße umhüllt. Dank Vitamin C werden daher die spröden Gefäße elastischer und entspannen sich. Es hat somit eine **gefäßerweiternde Wirkung**.

Welche Mengen brauchen Sie zum Schutz?

Die Empfehlungen für den täglichen Bedarf schwanken zwischen 60 und 2.000 mg täglich. Die Deutsche Gesellschaft für Ernährung empfiehlt pro Tag 100 mg. Für hohe Dosen, die dann nur noch über Vitaminpräparate erreicht werden können, sprechen sich vor allem die Vertreter der so genannten **Orthomolekularen Medizin** aus.

Besonders hoch ist Ihr Vitamin-C-Bedarf:

- bei vielen chronischen Erkrankungen, z. B. Rheuma, Magen- und Darm-Entzündungen, Augenerkrankungen,
- wenn Sie Dialysepatient sind,
- in Schwangerschaft und Stillzeit,
- nach Operationen,
- bei Stress und psychischen Belastungen,
- wenn Sie rauchen.

Welche Obstsorten besonders reich an Vitamin C sind, können Sie der Tabelle auf Seite 68 entnehmen. Am einfachsten können Sie zusätzliches Vitamin C in Pulverform (Ascorbinsäure) zuführen. Rühren Sie es in Wasser oder Säfte ein. Mehr als 200 mg kann der Körper nicht auf einmal aufnehmen, der Rest wird ausgeschieden. Höhere Dosen sollten Sie daher in mehreren Portionen über den Tag verteilen. Daneben gibt es eine Vielzahl von Kapseln, Kau- oder Brausetabletten. Als einzige Nebenwirkung einer Vitamin-C-Zufuhr ist ab einer Dosierung von 2 g täglich mit vorübergehendem Durchfall zu rechnen. ■

Vitamin-C-Gehalt von Obst und Gemüse (in mg pro 100 g)	
Einheimische Früchte	
Johannisbeeren, schwarz, frisch	189
Erdbeeren, frisch	65
Johannisbeeren, rot	36
Heidelbeeren, frisch	30
Himbeeren, frisch	25
Süßkirschen, frisch	15
Äpfel, frisch	12
Pflaumen, frisch	10
Aprikosen, frisch	9
Apfelsaft	7
Weintrauben, frisch	4
Südfrüchte	
Acerola (Puerto-Rico-Kirsche)	1.500
Papayas	82
Kiwis	71
Orangen	50
Grapefruits	44
Orangen, Saft	30
Ananas	19
Avocados	13
Bananen	12
Granatäpfel	7
Gemüse	
Paprika	140
Fenchel	94
Blumenkohl	73
Kohlrabi	64
Spinat	52
Rosenkohl	47
Grünkohl	41
Feldsalat	35
Rettich	28

Der Vitamin-C-Spitzenreiter unter den einheimischen Gewächsen ist die schwarze Johannisbeere. Bei den Südfrüchten ist es die Acerola. Wichtig ist neben dem ursprünglichen Gehalt an Vitaminen vor allem die Zubereitung. Ein Apfel verliert drei Viertel seines Vitamin-C-Gehalts, wenn Sie ihn schälen. Bevorzugen Sie frisches Obst. Bei langer Lagerung, vor allem an hellen Plätzen, sinkt der Vitamingehalt rapide.

So vermeiden Sie einen gefährlichen Vitamin-D-Mangel

Mit einer Extraportion des Sonnenvitamins stärken Sie nicht nur Ihre Knochen, sondern beugen auch Krebs und Infektionskrankheiten vor

Vitamin D galt jahrzehntelang als „das" Vitamin für gesunde und kräftige Knochen. Aber mittlerweile ist klar, dass es wesentlich mehr kann, als „nur" Ihre Knochen zu stärken und Sie vor Knochenschwund (Osteoporose) zu bewahren. Es schützt Sie gleichzeitig vor Infektionskrankheiten und kann das Wachstum von Krebszellen bremsen.

Vor allem in der dunklen Jahreszeit droht ein Mangel.

Doch damit Ihr Körper ausreichende Mengen des Vitamins produziert, ist vor allem eines nötig: Sonnenlicht. Und daran kann es gerade in der dunklen Jahreszeit schnell mangeln. Oft ist daher die Zufuhr von außen die einzige Möglichkeit, den Bedarf an Vitamin D 100%ig zu decken.

So wirkt Vitamin D

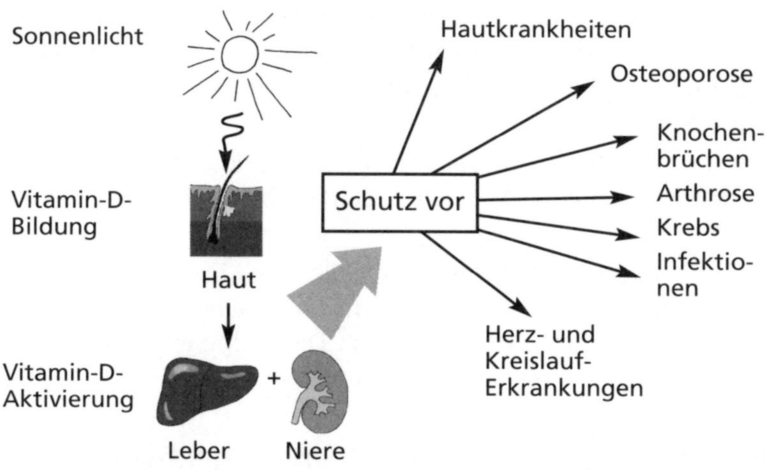

Vitamin D wird unter dem Einfluss von Sonnenlicht in der Haut gebildet und dann in Leber und Niere aktiviert. Mit dem Blut gelangt es schließlich in alle Körperregionen und kann hier seine schützenden Wirkungen entfalten.

In diesen Situationen kann ein Vitamin-D-Mangel auftreten:

- Lichtmangel (z. B. bei eingeschränkter Beweglichkeit, Arbeit in geschlossenen Räumen)
- Kleinkindphase
- Verdauungsstörungen (verminderte Aufnahme)
- Medikamenteneinnahme (z. B. barbiturathaltige Schlafmittel, Epilepsiemittel)
- starkes Übergewicht (Fettzellen entziehen dem Körper Vitamin D)
- Einwanderung aus Afrika in lichtärmere Regionen (die dunklen Hautpigmente schirmen die Sonnenstrahlen ab)

Vitamin-D-Gehalt in Nahrungsmitteln (in µg pro 100 g)	
Lebertran	330,0
Steinpilze, getrocknet	23,0
Forelle	22,0
Lachs	18,0
Miesmuscheln	8,0
Hühnerei	2,0
Champignons	2,0
Rinderleber	1,7
Zum Vergleich:	
Kuhmilch	0,1
Kartoffeln	0,0

Falsch ernährt: Fast niemand erreicht die Mindestmengen

Um einem Mangel aufgrund unzureichender Eigenproduktion in jedem Fall vorzubeugen, sollten Sie als Erwachsener **täglich 5 µg Vitamin D** mit der Nahrung zu sich nehmen. Wie eine deutschlandweite Erhebung im Jahr 2003 ergab, liegt die durchschnittliche Aufnahme aber lediglich bei 2,5 µg.

Das liegt vor allem daran, dass es nur wenige Lebensmittel gibt, die nennenswerte Vitamin-D-Mengen enthalten. Dazu zählt in erster Linie **Seefisch**.

Weitere wichtige Vitamin-D-Quellen sind **Eier** und in geringerem Maße **Milchprodukte** (siehe Tabelle oben). Obst und Gemüse enthalten dagegen so gut wie kein Vitamin D. Für Sie gibt es also einen triftigen Grund mehr, mindestens zweimal pro Woche Fisch zu essen.

Gehen Sie 3-mal wöchentlich ans Tageslicht

Im **Winter** ist Ihr **Vitamin-D-Spiegel** im Blut nur noch etwa **halb so hoch wie im Sommer**. Das zeigt, wie stark die Vitamin-D-Produktion in der Haut vom Tageslicht abhängig ist. Gerade wenn die Tage kürzer werden, sollten Sie also ganz gezielt an die frische Luft gehen, um nicht in eine Mangelsituation hineinzuschlittern. Für ältere Menschen ist Tageslicht besonders wichtig, weil ihre Haut in der Regel nur noch halb so dick ist wie die von jüngeren. Daher nehmen bei ihnen auch die „Produktionsstätten" für Vitamin D ab.

Besonders in den kurzen Wintertagen droht ein Mangel.

Wissenschaftler der Universität Boston haben 1986 ausgerechnet, dass ältere Menschen mindestens 3-mal wöchentlich für 15 Minuten an einem klaren Tag an die frische Luft gehen müssen, um auf ausreichend hohe Vitamin-D-Werte zu kommen. Wichtig dabei: Gesicht, Hände und Arme dürfen nicht von Kleidung bedeckt sein.

So sichern Sie eine ausreichende Vitamin-D-Versorgung

- In Ihrer Haut entsteht unter dem Einfluss der UV-Strahlen der Sonne ausreichend Vitamin D, wenn Sie mindestens **3-mal wöchentlich** an einem klaren Tag für **15 Minuten** hinaus gehen (ohne Kopfbedeckung und mit nackten Armen).
- Je trüber der Tag ist und je dicker Sie angezogen sind, müssen Sie diese **Zeit** jedoch entsprechend **verlängern**. Im Winter kann der Mindestbedarf auf diesem Weg oft nicht gedeckt werden.
- Für alle, die aus beruflichen oder gesundheitlichen Gründen nicht ans Tageslicht kommen, empfiehlt sich die Einnahme von 5 µg Vitamin D täglich in Form von **Nahrungsergänzungsmitteln**.
- Diese Dosis ist in den meisten handelsüblichen Kombi-Präparaten (aus Supermarkt, Reformhaus, Apotheke oder Versandhandel) enthalten. Die **Tagestherapiekosten** liegen deutlich unter **1 €**.
- **Tagesdosen über** den empfohlenen **5 µg** sollten Sie **nur nach Rücksprache mit Ihrem Arzt** einnehmen. Denn Vitamin D wird als fettlösliches Vitamin im Körper gespeichert. Zu hohe Dosen lassen beispielsweise die Kalziumkonzentration im Blut gefährlich ansteigen. Die Folgen können Herzrhythmusstörungen und Kalkablagerungen in den Gelenken sein.
- Mindestens ein Dutzend ähnlich aufgebauter chemischer Verbindungen haben eine Vitamin-D-Wirkung. Die wichtigste von ihnen ist das Vitamin D_3 (Cholecalciferol). Neben einer Dosierungsangabe in µg finden Sie z. B. bei Vitaminpräparaten auch Angaben in „Internationalen Einheiten" (I. E.). Dabei entsprechen 100 I. E. der Menge von 2,5 µg Vitamin D_3.

Das Sonnenvitamin schützt Sie vor Osteoporose, Arthrose und Krebs

Vitamin D fördert im Darm die Aufnahme des „Knochenrohstoffs" Kalzium. Zahlreiche Untersuchungen haben bewiesen, dass Vitamin D vor Knochenbrüchen schützt. Zuletzt zeigte dies eine britische Studie der Universität Cambridge: Die Gabe von 10 μg Vitamin D täglich konnte die Rate an Oberschenkelhalsbrüchen um 33 % senken. Doch Wissenschaftler haben in letzter Zeit noch **zahlreiche andere Wirkungen** dieses Vitamins entdeckt.

Vitamin D fördert die Kalzium-Aufnahme im Darm.

Gegen diese Krankheiten beugen Sie mit Vitamin D vor:

- Osteoporose, Knochenbrüche
- Arthrose (Knochenabnutzung)
- Krebserkrankungen
- Immunschwäche, Erkältungsanfälligkeit
- Herz-Kreislauf-Erkrankungen
- Depressionen
- Neurodermitis

Schon lange wussten Krebsforscher, dass bestimmte Tumoren in nördlichen Breitengraden häufiger auftreten als in sonnenreichen Gebieten. Dazu zählen **Dickdarm-, Prostata- und Hautkrebs**. Erst vor wenigen Jahren gelang jedoch der Nachweis, dass dafür auch eine verminderte Produktion des „Sonnenvitamins" D verantwortlich ist. Es kann die Vermehrung von Tumorzellen bremsen. ■

Vitamin E schützt Sie vor Herzinfarkt und Schlaganfall

Pflanzliche Öle und Nüsse sind wichtige Nahrungsquellen für den hoch wirksamen Schutzfaktor

Zu Beginn der 1920er Jahre haben Wissenschaftler festgestellt, dass die Fortpflanzungsfähigkeit von Versuchstieren von einem fettlöslichen Faktor in der Nahrung abhängig war. Sie gaben dem Stoff die Bezeichnung Tocopherol, was auf Griechisch so viel wie „Geburtshelfer" bedeutet. Da das Tocopherol – wie sich später herausstellte – auch für den Menschen ein lebensnotwendiger Nahrungsbestandteil ist, wurde es als Vitamin E in die Reihe der Vitamine aufgenommen.

Vitamin E macht freie Radikale unschädlich.

Von besonderer Bedeutung ist seine Funktion als **Antioxidans**, also die Fähigkeit, aggressive Sauerstoff-Verbindungen unschädlich zu machen, bevor sie Zellen und Gewebe angreifen können.

Weitere Funktionen von Vitamin E sind:

- Stabilisierung der Zellmembranen
- Förderung des Eiweißstoffwechsels
- Unterstützung des Nervensystems
- Hemmung der Blutplättchen-Verklumpung
- Stärkung der Immunabwehr
- antientzündliche Wirkungen

Trotz dieser vielfältigen Aufgaben, die Vitamin E im Organismus zu erfüllen hat, sind regelrechte Mangelerscheinungen nur in sehr wenigen Fällen zu beobachten. Sie äußern sich unter anderem in Muskelschwäche. Von wesentlich größerer Bedeutung sind dagegen so genannte **latente Mangelerscheinungen**, die sich nicht in einem typischen Krankheitsbild ausdrücken, jedoch an vielen anderen Krankheiten mitbeteiligt sein können.

Bei unzureichender Vitamin-E-Versorgung können diese Erkrankungen begünstigt werden:

- Arteriosklerose
- Schlaganfall und Herzinfarkt
- Krebs
- Abwehrschwäche
- Alterungserscheinungen
- Rheuma
- Gefäß- und Nervenschäden bei Diabetes
- Nervenerkrankungen (z. B. Alzheimer-Krankheit)
- Grauer Star

Das sollten Sie beim Kauf von Vitamin-E-Präparaten beachten

Vitamin-E-Präparate können Sie in der Apotheke, im Reformhaus, in Drogerien, im Versandhandel und im Supermarkt kaufen.

Nehmen Sie die Präparate zusammen mit den Mahlzeiten ein. Dann wird das fettlösliche Vitamin am besten mit den Nahrungsfetten im Darm verwertet. Seine vorbeugende oder heilende Wirkung kann das Vitamin nur bei einer regelmäßigen Einnahme entfalten.

Dosierungen: Zur **Vorbeugung** gegen Herzkrankheiten haben sich Tagesmengen ab **100 I. E.** bewährt. Höhere Dosen ab **400 I. E.** (nur unter ärztlicher Aufsicht) waren in Studien auch bei **bestehenden Herzkrankheiten** wirksam. Für eine Monatspackung müssen Sie mit Kosten zwischen 10 und 20 € rechnen.

Nebenwirkungen: Vitamin E ist ein fettlösliches Vitamin, dennoch sind Gefahren durch eine Überdosierung kaum gegeben. Auch bei einer Daueranwendung bis zu täglich 800 mg (1.200 I. E.) Vitamin E sind bisher **keine Nebenwirkungen** bekannt geworden.

Sie sollten die Einnahme von hohen Dosen Vitamin E zu therapeutischen Zwecken dennoch mit Ihrem Arzt abstimmen. Denn es kann unter anderem zu **Wechselwirkungen** mit Medikamenten kommen, die die Blutgerinnung hemmen.

In einzelnen Fällen wurde bei Dosen von mehr als 800 mg (1.200 I. E.) über Bluthochdruck, Muskelschwäche, Müdigkeit, Kopfschmerzen und oberflächliche Venenentzündungen berichtet.

Es gibt unterschiedlich wirksame Formen des Vitamins

Vitamin E ist nicht eine einzige chemische Substanz, vielmehr gibt es in der Natur insgesamt vier leicht unterschiedlich aufgebaute Tocopherole und vier weitere Stoffe, die Tocotrienole, die über eine Vitamin-E-Wirkung verfügen.

Die wirksamste dieser Substanzen ist das so genannte **alpha-Tocopherol**. Es ist bei weitem die wichtigste Komponente im Körper: Etwa 90 % seines Vitamin-E-Gehaltes setzen sich aus alpha-Tocopherol zusammen.

Aufgrund der unterschiedlichen Wirksamkeit der einzelnen Verbindungen ist ein Vergleich von Vitamin-E-Gehalten in Nahrungsmitteln schwierig. 1g Vitamin E aus Weizenkeimöl (reich an alpha-Tocopherol) hat eine ganz andere Wirksamkeit als 1g Vitamin E aus Sojaöl (arm an alpha-Tocopherol).

Natürliches Vitamin E ist wirksamer als synthetisches.

Daher werden die Mengen an Vitamin E oft in so genannten „**Internationalen Einheiten**" (I. E.) angegeben. Diese Größe bezieht sich auf die biologische Wirksamkeit. Dabei gilt als Umrechnungsfaktor: **1 mg alpha-Tocopherol = 1,49 I. E.**

Finden Sie dagegen auf Produkt-Etiketten Vitamin-E-Angaben in Milligramm, dann sind diese in der Regel so berechnet, dass 1 mg Vitamin E immer 1,49 I. E. entspricht.

Es gibt Präparate mit „**natürlichem**" oder „**synthetischem**" alpha-Tocopherol. In der Verträglichkeit besteht kein Unterschied, allerdings sollten Sie beachten, dass das synthetische alpha-Tocopherol ein Gemisch verschiedener Substanzen ist, das pro Milligramm schwächer wirksam ist. Untersuchungen zeigen, dass Sie von dem synthetischen alpha-Tocopherol etwa die dreifache Menge benötigen, um die gleiche Wirkung zu erzielen wie mit dem aus natürlichen Quellen isolierten Vitamin.

Die Bezeichnungen **d-** oder **RRR**-alpha-Tocopherol kennzeichnen den „natürlichen" Wirkstoff. Steht auf der Packung **d, l-** oder **all-rac**-alpha-Tocopherol, handelt es sich um das synthetische Produkt.

Vor allem pflanzliche Nahrungsmittel sind reich an Vitamin E

Zur Bildung von Vitamin E sind in der Natur ausschließlich Pflanzen befähigt. Viel Vitamin E enthalten langsam wachsende dunkelgrüne Pflanzenteile und Samen. Das ist der Grund, weshalb Kuhmilch im Herbst fast doppelt so viel Vitamin E enthält wie im Frühjahr, wenn die Kühe sich von frischen, rasch gewachsenen Wiesengräsern ernähren. Als besonders **reich an Vitamin E** gelten vor allem **pflanzliche Öle und Fette** sowie **Nüsse**.

Vitamin E schützt die lebenswichtigen Fettsäuren.

Für eine gesunde Ernährung sollten Sie jedoch nicht nur den reinen Vitamin-E-Gehalt der Nahrungsmittel beachten. Von wesentlich größerer Bedeutung ist nämlich das Verhältnis von Vitamin E zu ungesättigten Fettsäuren.

Ungesättigte Fettsäuren verbrauchen Vitamin E

Viele fettreiche Nahrungsmittel sind nicht nur reich an Vitamin E, sondern enthalten auch große Mengen an **mehrfach ungesättigten Fettsäuren** (z.B. Linolsäure, Fischölfettsäuren). Diese sind im Körper ständig der Gefahr ausgesetzt, mit Sauerstoff zu reagieren. Und um sie davor zu schützen, verwendet der Körper Vitamin E als Antioxidans. Das heißt, ein großer Anteil des aufgenommenen Vitamins wird durch die mit demselben Nahrungsmittel zugeführten – und für unsere Ernährung ebenfalls unentbehrlichen – Fettsäuren sofort wieder verbraucht.

So sind zwar Fische relativ reich an Vitamin E, aber ihr hoher Gehalt an mehrfach ungesättigten Fischölfettsäuren ist dafür verantwortlich, dass der Körper für deren Oxidationsschutz mehr Vitamin E verbraucht, als im Fisch vorhanden ist. Bei Fischen ist daher der **„Nettogehalt" an Vitamin E** sogar negativ (siehe auch Tabelle auf Seite 77).

Hohe Vitamin-E-Dosen beugen Herzkrankheiten vor

Die Deutsche Gesellschaft für Ernährung (DGE) in Bonn empfiehlt bei Erwachsenen eine Mindestaufnahme von 12 mg alpha-Tocopherol täglich. Diese Menge ist danach berechnet, dass durch sie

Mangelsymptome verhindert werden. Die nötige Tagesmenge wird in der Regel bereits durch die bei uns übliche Ernährungsweise gedeckt.

Vitamin E schützt Sie vor Herzkrankheiten.

In letzter Zeit haben sich jedoch die Hinweise verdichtet, dass zur **Verhütung von Krankheiten** wie Krebs oder Herzerkrankungen deutlich **höhere Tagesdosen** an Vitamin E sehr wirkungsvoll sein können. So ergab eine Studie aus dem Jahr 1993, an der in den USA fast 90.000 Krankenschwestern teilnahmen (Nurses Health Study), eine deutliche Verringerung des Risikos für die **Entwicklung einer koronaren Herzkrankheit**.

Eine Studie aus dem gleichen Jahr untersuchte 40.000 männliche Angehörige medizinischer Berufe (Health Professionals Follow-up Study) und erbrachte ein ähnliches Resultat. Die Studien, die beide an der renommierten Harvard-Universität in Boston/USA durchgeführt wurden, lassen sich so zusammenfassen: Die tägliche Einnahme von **100 bis 200 I. E. Vitamin** E (das entspricht umgerechnet etwa 70 bis 140 mg alpha-Tocopherol) **über einen Zeitraum von zwei Jahren** reduziert das Risiko für Herzkrankheiten bei Frauen um 41 % und bei Männern um 37 %.

Nettogehalt an Vitamin E (alpha-Tocopherol) in Nahrungsmitteln
(in mg pro 100 g)

Fette und Öle	
Weizenkeimöl	+174,5
Sonnenblumenöl	+19,4
Baumwollsaatöl	+9,2
Olivenöl	+5,4
Margarine	±0,0
Schweineschmalz	–6,5
Saflor (Distel-)-Öl	–10,0
Nüsse	
Haselnuss	+22,3
Mandel	+18,7
Walnuss	–21,1
Fleisch und Fisch	
Rind	+0,5
Schwein	±0,0
Hering	–5,0
Makrele	–2,5
Milchprodukte	±0,0
Gemüse	±0,0

Mit etwa 7 ml Weizenkeimöl oder 55 g Haselnüssen decken Sie Ihren täglichen Mindestbedarf von 12 mg Vitamin E.

Auch bei bestehenden Herzkrankheiten ist Vitamin E wirksam

Auch wenn Sie bereits an einer Herzkrankheit leiden, können Sie von dem herzschützenden Effekt des Vitamin E profitieren. Das ist das Ergebnis der in Großbritannien durchgeführten so genannten CHAOS-Studie (Cambridge Heart Antioxidant Study) aus dem Jahr 1996. Es wurden 2.000 Patienten mit einer nachgewiesenen Arteriosklerose der Herzkranzgefäße untersucht. Alle wurden über durchschnittlich **510 Tage mit 400 I. E. Vitamin E** oder einem Scheinmedikament (Placebo) behandelt. In der Placebo-Gruppe erlitten 41 Patienten einen nichttödlichen Herzinfarkt im Vergleich zu lediglich 14 Patienten in der Vitamin-E-Gruppe. Das entspricht einer Reduktion von etwa 77 %. Die Studiendauer war jedoch zu kurz, um auch einen Effekt von Vitamin E auf tödlich verlaufende Herzinfarkte nachweisen zu können.

Eine Studie an 2.000 Patienten belegt die Wirkung.

Worauf beruht dieser herzschützende Effekt von Vitamin E? Ursprünglich wurden dafür hauptsächlich die antioxidativen Eigenschaften des Vitamins verantwortlich gemacht: **Vitamin E schützt das Blut-Cholesterin** vor der Oxidation und verhindert so die Bildung von Arteriosklerose.

Allerdings ist heute klar, dass das Vitamin darüber hinaus über weitere Wirkungen verfügt, die einer Verstopfung der Gefäße vorbeugen. Zum einen **hemmt es die Zusammenballung der Blutplättchen** und damit die Bildung gefährlicher Thrombosen. Zum anderen kann es **übermäßige Teilungen von Muskelzellen unterbinden**, die die Blutgefäße auskleiden. Solche fehlgesteuerten Zellteilungen werden als eine weitere Ursache der Gefäßverengungen im Verlauf einer Arteriosklerose erachtet. ■

Das sollten Sie über Vitamin E wissen

- Vitamin E ist ein Gemisch aus fettlöslichen Tocopherolen.
- Die wirksamste und wichtigste Komponente ist das alpha-Tocopherol.
- Bei Nahrungsmitteln sollten Sie weniger ihren reinen Vitamin-E-Gehalt beachten, sondern den „Netto-Gehalt" an Vitamin E.
- Bei gleichen Mengen ist natürliches alpha-Tocopherol deutlich wirksamer als synthetisches.
- In der Prävention von Herzkrankheiten haben sich Tagesdosen von 100 bis 200 I. E. täglich bewährt, die in der Regel nur mit Nahrungsergänzungsstoffen aufgenommen werden können.
- In der Behandlung von Herzkrankheiten wurden Erfolge mit 400 I. E. täglich erzielt.

Coenzym Q_{10} ist Radikalschutz und Energielieferant zugleich

Schon ab dem 40. Lebensjahr lässt die Produktion des wichtigen Vitaminoids nach

Coenzym Q_{10} gehört zur Gruppe der **Vitaminoide**. Vitaminoide sind Stoffe, die der Organismus in der Regel selbst produzieren kann, auf deren Zufuhr von außen Sie in bestimmten Situationen aber trotzdem angewiesen sein können, zum Beispiel bei Krankheit oder hoher körperlicher Belastung.

Bei Krankheit ist Ihr Coenzym-Q_{10}-Bedarf erhöht.

Coenzym Q_{10} ist ein so genanntes **Ubichinon**, dessen chemische Struktur dem Vitamin E sehr ähnlich ist. Ubichinone sind oft als Hilfsstoffe an Enzym-Reaktionen beteiligt und heißen daher auch „Co"-Enzyme. Es gibt verschiedene Ubichinone, für den Menschen spielt jedoch hauptsächlich das Coenzym Q_{10}, auch Ubichinon 10 genannt, eine sehr wichtige Rolle.

Vor allem Herz und Muskeln sind auf Coenzym Q_{10} angewiesen

Die Energiegewinnung des Körpers erfolgt in den so genannten Mitochondrien, den „Kraftwerken" der Körperzellen. Als Brennmaterial dient den Mitochondrien das Fett, das unser Körper aus der Nahrung gewinnt. Für diese **kontrollierte Energiefreisetzung** ist Coenzym Q_{10} von entscheidender Bedeutung.

Coenzym-Q_{10}-Gehalt in Lebensmitteln
(in mg pro 100 g Frischware)

Sojaöl	9,2
Rapsöl	7,3
Sardinen	6,4
Makrelen	4,3
Rindfleisch	3,1
Erdnüsse	2,7
Sojabohnen	1,9
Brokkoli	0,9
Weizenkeime	0,3

Der Sauerstoff, der für die Energiegewinnung in den Kraftwerken der Zelle so lebensnotwendig ist, hat leider eine Kehrseite: Bestimmte freie Sauerstoffmoleküle sind sehr aggressiv. Deshalb heißen diese Moleküle auch **freie Radikale**.

Sie entstehen außer bei normalen Stoffwechselvorgängen auch durch Umweltgifte wie Nikotin, Abgase, Ozon und Pflan-

Körperliche, geistige oder seelische Belastungen tragen zur Produktion von freien Radikalen bei.

zenschutzmittel. Darüber hinaus kann eine erhöhte körperliche, geistige oder seelische Belastung zur Produktion von freien Radikalen beitragen. Jede Zelle des Körpers muss täglich bis zu 10.000 Attacken durch freie Radikale abwehren. Sehr wirksame Schutzsubstanzen gegen freie Radikale stellen die so genannten **Antioxidantien** dar.

Diese wichtigen Eigenschaften zeichnen Coenzym Q_{10} aus:

- Es liefert die Stoffwechselenergie für den Körper.
- Es schützt die körpereigenen Fette vor Oxidation durch freie Radikale.
- Es gewinnt „verbrauchtes" Vitamin E im Körper zurück.
- Es unterstützt Entgiftungsreaktionen in der Leber.

Der gesunde Körper enthält zwischen 500 und 1.500 mg Coenzym Q_{10}. Es ist hauptsächlich in den Organen zu finden, die viel Energie für ihre Arbeit brauchen, also in Leber, Herz, Nieren und Muskulatur.

Zur eigenen Herstellung von Coenzym Q_{10} benötigt Ihr Körper neben dem Eiweißbaustein **Tyrosin** noch die **Vitamine Folsäure und B_{12}**. Die durchschnittliche Zufuhr mit der Nahrung wird auf etwa 5 bis 10 mg pro Tag geschätzt. Genaue Angaben sind derzeit noch nicht möglich, da noch nicht alle Lebensmittel auf ihren Ubichinon-Gehalt hin untersucht worden sind (Coenzym-Q_{10}-reiche Lebensmittel sind in der Tabelle auf Seite 79 aufgeführt). Allerdings nimmt der Gehalt der Lebensmittel an Coenzym Q_{10} bei ihrer Zubereitung und Lagerung ab.

Bei diesen Erkrankungen können Sie von Coenzym Q_{10} profitieren

- chronische Herzschwäche
- Herzrhythmusstörungen
- Diabetes mellitus
- Bluthochdruck
- Krebs
- Muskelschwäche (Dystrophie)
- Zahnfleischentzündungen
- körperlicher Stress

Mit zunehmendem Lebensalter steigt der Bedarf

Unter ungünstigen Bedingungen kann die körpereigene Herstellung von Coenzym Q_{10} eingeschränkt sein, und Sie sollten dieses Vitaminoid von außen zuführen.

Eine dieser „ungünstigen Bedingungen" betrifft uns alle. Mit zunehmendem Alter nimmt die Fähigkeit unseres Körpers zur Bildung von Coenzym Q_{10} natürlicherweise ab. Bereits mit 40 Jahren haben wir 30 % weniger Coenzym Q_{10} in unserem Körper als mit 20. Der Grund liegt zum einen in der allgemeinen Verringerung der Stoffwechselaktivität. Zum anderen kommt es im Alter häufig zu einer schlechteren Versorgung mit den Rohstoffen und Vitaminen, die zur Produktion benötigt werden.

Mit zunehmendem Alter nimmt die Fähigkeit unseres Körpers zur Bildung von Coenzym Q_{10} ab.

Das kann entweder durch eine **einseitige Nahrungsauswahl** oder auch infolge von **Störungen der Verdauungsfunktionen** hervorgerufen werden.

Auch für Menschen, die **Medikamente zur Senkung ihres Cholesterinspiegels** (so genannte CSE-Hemmer) einnehmen müssen, kann das Coenzym Q_{10} Vitamincharakter bekommen.

Cholesterinsenker vom Typ der Statine blockieren bereits einen frühen Schritt bei der körpereigenen Produktion von Cholesterin. Leider ist dieser frühe Schritt auch der erste Weg bei der Herstellung von Coenzym Q_{10}. So wird mit der Senkung des Cholesterinspiegels gleichzeitig auch die Ubichinon-Produktion eingeschränkt, und zwar um bis zu 75 %. Deshalb haben Sie, falls Sie auf Statine angewiesen sind, einen höheren Bedarf an Coenzym Q_{10}.

Ein Mangel an Coenzym Q_{10} kann auftreten bei:

- steigendem Lebensalter (ab dem 40. Lebensjahr)
- Einnahme von CSE-Hemmern (z. B. Lovastatin, Sortis)
- Vitaminmangel (Folsäure, B_{12}, Niacin, Pantothensäure, B_6)
- Proteinmangel (Aminosäure Tyrosin)
- Störungen der Fettverdauung und der Gallenfunktion
- Stoffwechselstörungen

Bei körperlicher Belastung brauchen Sie mehr Coenzym Q_{10}

Körperliche Belastung erhöht Ihren Energiebedarf. Damit ist auch ein schnellerer Verbrauch von Coenzym Q_{10} verbunden. Auch wer sich verletzt oder operiert wird, wer unter einer chronischen Erkrankung leidet und wer schwanger ist oder stillt, braucht mehr Energie als unter normalen Umständen.

Coenzym Q_{10} steigert Ihr Leistungsvermögen um 30 %.

Besonders **Schwerstarbeiter** und **Hochleistungssportler** im Ausdauerbereich (z. B. Marathonläufer) haben einen enorm **hohen Bedarf an Coenzym Q_{10}**. Zudem kann die Leistungsdauer bei höchster Belastung unter Gabe von Coenzym Q_{10} um 30 % gesteigert werden.

Coenzym Q_{10} verbessert die Leistungsfähigkeit des Herzens

Menschen mit chronischer Herzmuskelschwäche haben in der Regel niedrige Coenzym-Q_{10}-Spiegel in den Zellen ihres Herzmuskels. Studien belegen, dass die Spiegel um so niedriger sind, je länger die Schwäche des Herzmuskels besteht. Die Gabe von dreimal 30 mg Coenzym Q_{10} pro Tag zusätzlich zur konventionellen Therapie bewirkt nach etwa acht bis zwölf Wochen eine deutliche Verbesserung der Leistungsfähigkeit des Herzens. Teilweise werden auch höhere Tagesdosen von bis zu 360 mg verabreicht.

Daneben wird dem Coenzym Q_{10} eine positive Wirkung auf den **Herzrhythmus** bescheinigt. Es kann

Was Sie bei Coenzym-Q_{10}-Präparaten beachten sollten

- Schützen Sie sich in Belastungssituationen und ab dem 40. Lebensjahr mit mindestens 30 mg Coenzym Q_{10} täglich.
- Unterstützen Sie die Therapie bestehender Erkrankungen mit mindestens 100 mg Coenzym Q_{10} pro Tag.
- Achten Sie darauf, dass Sie Coenzym Q_{10} nur in einer lichtgeschützten Verpackung kaufen.
- Verwenden Sie Coenzym Q_{10} dauerhaft, mindestens aber drei Monate lang.
- Bedenken Sie, dass Coenzym Q_{10} in Ihrem Körper nicht nur allein, sondern mit vielen anderen Vitaminen und Mineralstoffen zusammenwirkt – hier empfiehlt sich ein Kombinationspräparat.

die Heftigkeit und auch die Häufigkeit von Brustengegefühlen (**Angina pectoris**) verringern. Darüber hinaus ist Coenzym Q_{10} in der Lage, die Menge der erforderlichen Herzmedikamente zu reduzieren. Daher wird es in den USA bereits bei Operationen am offenen Herzen eingesetzt.

Coenzym Q_{10}: wichtig auch bei Diabetes und Bluthochdruck

Bei Zuckerkranken ist weniger Coenzym Q_{10} zu finden als bei gesunden Menschen. Hier **unterstützt** die zusätzliche Gabe von **Coenzym Q_{10} die Wirkung von Insulin** und erleichtert somit die Blutzuckerkontrolle.

In Mengen ab 100 mg pro Tag ist es in der Lage, zusammen mit Vitamin C den **Blutdruck zu regulieren** sowie **Entzündungen des Zahnfleisches** und **Kieferknochenschwund** zu stoppen.

Zuckerkranke haben oft zu wenig Coenzym Q_{10}.

Coenzym Q_{10} kann bei krebskranken Menschen auch die schädlichen Nebenwirkungen einer **Chemotherapie** mildern. Bei bestimmten Formen von Muskelschwäche (Dystrophien) hilft Coenzym Q_{10} durch die Stärkung der Funktion und Aktivität von Muskelzellen.

Nach 3 Monaten sind Ihre Speicher wieder aufgefüllt

Ist Ihre körpereigene Produktion eingeschränkt oder steigt der Bedarf an, sollten Sie Coenzym Q_{10} zusätzlich zur täglichen Nahrungsergänzung einnehmen.

Zur Vorbeugung empfiehlt sich die Zufuhr von 30 mg Coenzym Q_{10} pro Tag. Das gilt insbesondere im fortgeschrittenen **Alter ab dem 40. Lebensjahr** sowie bei **körperlichen oder seelischen Belastungen**.

Bei bereits bestehenden Erkrankungen sollten Sie sich mit mehr als 100 mg Coenzym Q_{10} pro Tag versorgen (Richtwert: 2 mg pro kg Körpergewicht). Unter ärztlicher Aufsicht werden auch höhere Dosierungen verordnet. Mit der täglichen Nahrung ist es nicht möglich, diese

Mengen aufzunehmen. Daher empfiehlt sich der Einsatz von **Coenzym-Q_{10}-** oder **Kombinationspräparaten**.

Sie erhalten Coenzym Q_{10} in Präparaten meistens zusammen mit Vitamin E. Für die Stabilität der Präparate ist eine lichtgeschützte Verpackung unerlässlich. Die Präparate gibt es in Apotheken, Reformhäusern, in Supermärkten oder im Versandhandel. Die Kosten von etwa 15 € für eine Monatspackung müssen Sie auf jeden Fall selbst tragen.

Nebenwirkungen müssen Sie bei Coenzym Q_{10} nicht befürchten.

Am besten nehmen Sie Coenzym Q_{10} zu einer Mahlzeit ein, um die Aufnahme in den Körper zu optimieren. Beachten Sie bitte, dass Coenzym-Q_{10}-Präparate nicht sofort wirken. Es dauert bis zu drei Monaten, bis alle Ihre Speicher wieder aufgefüllt sind.

Eine **Überdosierung** mit Coenzym Q_{10} **brauchen Sie nicht zu befürchten**. Selbst bei Mengen oberhalb 600 mg pro Tag treten nur vereinzelt Übelkeit oder Magen-Darm-Beschwerden auf. ■

Jeder zweite Deutsche leidet an Magnesiummangel: So beugen Sie wirksam vor

Mit einer ausreichenden Versorgung stärken Sie Ihr Herz und senken Ihre Stressanfälligkeit

Der menschliche Organismus ist darauf angewiesen, Mineralstoffe, Spurenelemente und Vitamine mit der Nahrung aufzunehmen. Ist der Nachschub gestört, kann es zu schwerwiegenden körperlichen Mangelerscheinungen kommen. Einer der wichtigsten Mineralstoffe für den Menschen ist Magnesium. Doch Ernährungsexperten schlagen Alarm: Fast jeder zweite Deutsche hat einen zu niedrigen Magnesiumspiegel. Damit ist Magnesium in der menschlichen Ernährung der Mangelfaktor Nummer eins.

Als Mineralstoffe werden Mineralien bezeichnet, die in größeren Mengen im Körper vorkommen und deren Tagesbedarf mehr als 100 mg beträgt.

Zu den Mineralstoffen zählen:

- Chlorid
- Kalium
- Kalzium
- Magnesium
- Natrium
- Phosphat

Magnesium ist der Mangel-Vitalstoff Nummer 1.

Von ihnen werden die **Spurenelemente** unterschieden. Ihr Tagesbedarf ist deutlich niedriger. Beispiele für Spurenelemente sind Eisen, Zink oder Jod.

Bei den Mineralstoffen Natrium und Chlorid ist die Zufuhr im Allgemeinen eher zu hoch als zu niedrig (beide Stoffe sind Bestandteile des Kochsalzes, „Natriumchlorid“). Dagegen werden **Kalium und vor allem Magnesium in der Regel zu wenig aufgenommen.** So ergab eine Erhebung von Professor Manfred Anke, Leiter des Instituts für Ernährung und Umwelt an der Universität Jena, im Jahr 1994, dass

Frauen durchschnittlich nur 213 mg (Sollwert: 320 mg) und Männer nur 260 mg (Sollwert: 270 bis 400 mg) Magnesium mit der Nahrung zu sich nehmen. Experten gehen daher davon aus, dass etwa **jeder zweite Deutsche zu wenig Magnesium** zuführt.

Magnesium ist der wichtigste Mineralstoff in der Zelle

Magnesium kommt hauptsächlich in den Körperzellen vor. In der umgebenden Gewebsflüssigkeit oder im Blutplasma ist das Mineral dagegen kaum zu finden. Dieses Ungleichgewicht ist notwendig, um die wesentlichen Stoffwechselvorgänge aufrechtzuerhalten, und es verleiht den Zellen erst ihre Stabilität. Auch die Reizleitung in den Nerven und die Bewegung der Muskeln sind auf das Konzentrationsgefälle der Mineralien zwischen innerem und äußerem Milieu angewiesen. Magnesium gilt als der wichtigste Mineralstoff innerhalb der Zellen. Bis heute sind **mehr als 300 Enzyme** bekannt, die in ihrer Funktion **auf Magnesium angewiesen** sind. Ein Magnesiummangel kann daher vielfältige gesundheitliche Störungen hervorrufen.

Nerven und Muskeln sind besonders auf Magnesium angewiesen.

Folgen eines Magnesiummangels können sein:

- Störungen der Herzfunktion
- Bluthochdruck
- Krämpfe
- Muskelschmerzen
- Leistungsminderung
- Migräne
- Nervosität
- depressive Verstimmungen
- erhöhtes Thromboserisiko

Außer in den **Knochen** kommt das meiste Magnesium im **Herzmuskel und in der Skelettmuskulatur** vor. Daraus wird seine Bedeutung für die Herz- und Muskelarbeit deutlich.

Empfohlene Tagesmengen für Magnesium (in mg)	
Kinder bis 3 Jahre	40 bis 80
Kinder von 3 bis 6 Jahren	120
Kinder von 6 bis 10 Jahren	170
Männer	270 bis 400
Frauen	320
in Schwangerschaft und Stillzeit	340 bis 355

Der Magnesiumbedarf kann mit der täglichen Nahrung gedeckt werden

Im Grunde könnte bei uns jeder mit einer vernünftigen Ernährung seinen Tagesbedarf an Magnesium decken.

Reich an dem Mineralstoff sind beispielsweise **Vollkornprodukte**, **Nüsse** und **Samen**, **Hülsenfrüchte**, **Milchprodukte** und **Salate**. Im Kasten unten ist eine Auswahl an Nahrungsmitteln aufgeführt, die besonders viel Magnesium enthalten. Wenn Sie diese bevorzugen, gehören Sie mit hoher Wahrscheinlichkeit nicht zu der Bevölkerungsgruppe, die zu wenig Magnesium aufnimmt.

Vollkornprodukte, Nüsse und Samen sind reich an Magnesium.

Ihr Bedarf kann jedoch in einigen Fällen auch höher liegen als in der Tabelle auf Seite 86 angegeben. Das ist z. B. der Fall, wenn Sie auf die Einnahme von **harntreibenden Medikamenten** oder **Antibiotika** angewiesen sind. Schwere Mangelzustände können bei chronischem Durchfall oder Erbrechen auftreten.

Magnesiumgehalt von Lebensmitteln
(in mg pro 100 g)

Weizenkleie	590
Kürbiskerne	402
Sonnenblumenkerne	395
Weizenkeime	250
Mandeln	220
Erdnüsse, geröstet	182
Reis, ungeschält	157
Haferflocken	139
Vollkorn-Weizen	128
Vollkorn-Roggen	120
Hülsenfrüchte	116
Reis, geschält	64
Vollkornbrot	57
Schweinefleisch	52
Fenchel	49
Kohlrabi	43
Hartkäse (45 % F. i. Tr.)	43

Auch bei **Nierenkranken** kann der Magnesiumbedarf aufgrund einer gesteigerten Ausscheidung erhöht sein. Das Gleiche gilt für **Alkoholiker**, da Alkohol die Ausscheidung des Minerals steigert. Kurzzeitiger Magnesiummangel wird unter anderem als ein Auslösefaktor für den „Kater" am Morgen nach einer durchzechten Nacht angesehen.

Erhöht ist der Bedarf außerdem bei **schweißtreibender körperlicher Arbeit** oder beim **Sport**, da der Schweiß ebenfalls Magnesium enthält. Ein wirklich schwerer Mangel ist bei gesunden Menschen in der Regel selten.

Doch der weit verbreitete **schleichende Mangel** (Mediziner sprechen von einem latenten oder verborgenen Mangel) kann eine Mitursache der oben beschriebenen Krankheitsbilder sein.

Magnesium fördert einen ruhigen Herzschlag

Forschungen der letzten 30 Jahre haben gezeigt, wie wichtig Magnesium für einen gleichmäßigen Herzrhythmus ist. Es gilt daher – meist in Kombination mit Kalium – als ein wirksames **Mittel gegen Herzrhythmusstörungen**.

Magnesium hemmt die Ausschüttung von Stresshormonen.

Außerdem **senkt Magnesium die Ausschüttung der Stresshormone** Adrenalin und Noradrenalin. Dies ist eine weitere Wirkung, die Magnesium zum Schutzfaktor für das Herz macht.

In einer Studie der US-amerikanischen Gesundheitsbehörde „Centers for Disease Control“ konnte im Jahr 1999 die Bedeutung der Magnesiumversorgung für die Herzgesundheit eindrucksvoll gezeigt werden: Bei über 12.000 Personen aller Altersstufen hatten die Wissenschaftler zu Beginn der 1970er Jahre die Magnesiumkonzentration im Blut bestimmt. Bis heute sind mehr als 4.200 der Personen verstorben. Die Analyse ergab, dass Personen mit einem hohen Magnesiumspiegel ein **um etwa ein Drittel niedrigeres Risiko** aufwiesen, an einem Herzinfarkt zu sterben, als Menschen mit einer schlechten Magnesiumversorgung.

Weitere Einsatzgebiete sind Bluthochdruck und Muskelkrämpfe

Durch seine entspannende Wirkung auf die Muskelzellen kann Magnesium auch eine **Senkung des Blutdrucks** herbeiführen. Tägliche Gaben von 100 bis 200 mg Magnesium in Form von Präparaten zusätzlich zur üblichen Medikation gelten gemeinhin als ausreichend.

Auf ähnliche Weise ist der Mineralstoff auch in der Behandlung von **Muskelkrämpfen** wirksam. Er gleicht auch hier – wie bei den Herzzellen – überschießende Muskelreaktionen aus. Außerdem dämpft er eine durch Nervenreize ausgelöste Übererregung der Muskeln.

Bereits Mitte der 1980er Jahre untersuchte Professor Holzgartner vom Institut für Pharmakologie und Toxikologie der TU München den Einfluss von Magnesium auf Wadenkrämpfe. Mehr als 400 Patienten nahmen über zwei Wochen lang Magnesium-Tabletten ein (die Dosierung konnte vom Arzt frei bestimmt werden; sie betrug im Durchschnitt etwa 100 mg täglich).

Die Zahl der **Wadenkrämpfe ließ sich dadurch um 85 % reduzieren**. Allerdings sprachen Personen, bei denen die Krämpfe üblicherweise tagsüber auftraten, schlechter auf den Mineralstoff an als solche mit nächtlichen Krämpfen. Die krampflösende Eigenschaft des Magnesiums wirkt sich ebenfalls positiv auf **Menstruationsbeschwerden** aus. In der Abteilung für Frauenheilkunde der Universität Zürich konnten 1990 Rücken- und Unterbauchbeschwerden durch die Gabe von etwa 350 mg Magnesium am Tag vor dem Einsetzen der Regel und an den zwei Folgetagen deutlich reduziert werden.

Magnesium hilft am besten bei nächtlichen Wadenkrämpfen.

Auch leichte **vorzeitige Wehen** werden heute in Kliniken mit Magnesium therapiert, darüber hinaus Formen der so genannten Präklampsie, das sind Störungen während der Schwangerschaft, die unter anderem durch einen steigenden Blutdruck gekennzeichnet sind.

Magnesium ist ein wirksamer Schutzfaktor für die Nerven

Die Weiterleitung von Nervenreizen ist ein elektrischer Prozess, der sich an den Hüllen (Zellmembranen) von Nervenzellen abspielt. Magnesium ist an ihm gleich in mehrfacher Weise beteiligt. Zum einen ist der Mineralstoff ein wichtiger Stabilisator für die Zellmembranen, und zum anderen hält er das elektrische Potenzial an den Membranen aufrecht. Da in **Stress-Situationen** die Nervenfasern ganz besonders gefordert sind, ist auch **der Magnesiumbedarf erhöht**. Ein Mangel kann Nervosität und Depressionen fördern. Da Magnesium jedoch – wie bereits erwähnt – die Ausschüttung von Stresshormonen drosseln kann, leistet es einen wichtigen Beitrag als **Anti-Stress-Mineral**.

Sein positiver Einfluss auf die Nerven wird auch durch **Behandlungserfolge bei Migräne** belegt. Der Migräne-Experte Professor Hans-Christoph Diener von der Universität Essen rät zu einem Versuch mit Magnesium-Präparaten zur Vorbeugung bei leichten Migräne-Attacken.

Die Patienten sollten zunächst eine Anfangsdosis von 150 mg täglich erhalten, die alle fünf bis sieben Tage bis zu einer Enddosis von 600 mg täglich gesteigert wird. Sollten bei so hohen Konzentrationen Durchfälle auftreten, sollten Sie die Dosis wieder senken. Der Therapie-Erfolg ist von einer regelmäßigen Einnahme abhängig und kann unter Umständen erst nach mehreren Wochen erkennbar werden.

Nebenwirkungen sind äußerst selten

Magnesium ist in Pulverform oder als Brausetabletten im Versandhandel, in Supermärkten, Drogerien oder Apotheken erhältlich. Nicht alle Magnesiumverbindungen werden im Darm gleich gut aufgenommen: Am besten geeignet sind Magnesiumaspartat, -citrat oder -orotat. Magnesiumcarbonat oder -oxid wird fünf- bis zehnmal schlechter verwertet. Die Kosten für 100 mg Magnesium (etwa ein Drittel des Tagesbedarfs) liegen in der Regel unter 0,30 €. Die monatlichen Kosten belaufen sich demnach auf etwa 10 bis 15 €.

Nicht alle Magnesiumverbindungen werden im Darm gleich gut aufgenommen.

Auch **in höheren Dosen ist Magnesium unschädlich**, da Überschüsse über die Niere ausgeschieden werden. Es kann lediglich zu Durchfällen kommen. Reduzieren Sie dann die Tagesdosis.

Allerdings sollten Patienten mit Nierenerkrankungen wegen einer möglicherweise gestörten Ausscheidung nie auf eigene Faust zu einem Präparat greifen, sondern zunächst ihren Arzt konsultieren. Durch Laborkontrollen kann der Magnesiumgehalt in den Blutzellen bestimmt und so die Therapie sinnvoll gesteuert werden. ■

Das sollten Sie über Magnesium wissen

- Magnesiummangel ist eines der am weitesten verbreiteten Mineralstoff-Defizite.
- Ihren Tagesbedarf von etwa 300 mg können Sie in der Regel leicht durch Vollkornprodukte, Nüsse, Milchprodukte, frische Salate oder Gemüse decken.
- Magnesium beugt Herzrhythmusstörungen und anderen Herzerkrankungen vor.
- Magnesium-Präparate können beispielsweise zur Behandlung von Bluthochdruck, Muskelkrämpfen oder Migräne eingesetzt werden.
- Als einzige Nebenwirkung kann bei hohen Dosierungen Durchfall auftreten. Nieren-Patienten sollten auf eigene Faust keine Präparate einnehmen.

Mit Selen stärken Sie Ihre Immunabwehr und senken Ihr Krebsrisiko

Nur die wenigsten Deutschen sind tatsächlich ausreichend mit dem wichtigen Spurenelement versorgt

Als der schwedische Chemiker Berzelius 1871 das Selen entdeckte, nannte er es wegen seines matten Glanzes nach der griechischen Mondgöttin Selene. Die Bedeutung des Metalls für unsere Gesundheit blieb jedoch lange unbekannt. Bis in die 1950er Jahre galt Selen sogar als giftig und wurde noch in dem für die Jahre 1984 bis 1988 von der Deutschen Gesellschaft für Ernährung herausgegebenen Ernährungsbericht kein einziges Mal erwähnt. Inzwischen ist jedoch klar, dass Selen ein für Ihre Gesundheit **unerlässliches Spurenelement ist.**

Bis in die 1950er Jahre galt Selen als giftig.

Selen wirkt als Radikalfänger

Zusammen mit den Vitaminen C und E sowie der Vorstufe für Vitamin A, dem Beta-Carotin, gilt Selen heute als das **wichtigste Antioxidans**. Antioxidantien sind Substanzen, die im Körper schädliche Sauerstoffverbindungen abfangen und unschädlich machen.

Die Vitamine C und E sowie das Beta-Carotin reagieren dabei direkt mit dem Sauerstoff. Das Spurenelement Selen wirkt jedoch auf eine andere Art antioxidativ: Es ist ein wesentlicher **Bestandteil** (ein Co-Faktor) **des Enzyms Glutathion-Peroxidase**. Dieses zersetzt Sauerstoffradikale und macht sie damit unschädlich.

Es gibt verschiedene solcher Enzymsysteme, die jeweils andere Co-Faktoren verwenden. Werden die Enzyme nicht gebildet oder sind die Co-Faktoren nicht ausreichend vorhanden, können Sauerstoffradikale im Körper die Überhand gewinnen und zu schweren Schädigungen führen.

In Deutschland ist die Selenversorgung nicht gesichert

In Mittel- und Nordeuropa sind die landwirtschaftlich genutzten **Böden extrem selenarm**. Daher enthalten auch die hier produzierten Nahrungsmittel nicht genügend Selen. Die Deutsche Gesellschaft für Ernährung empfiehlt eine tägliche Selenaufnahme von 1 bis 1,5 µg Selen pro kg Körpergewicht. Bei 80 kg Körpergewicht wären das 80 bis 120 µg.

In Deutschland produzierte Lebensmittel enthalten zu wenig Selen.

Die tatsächliche Selenaufnahme der deutschen Bevölkerung liegt dagegen zwischen 47 µg (Männer) und 38 µg (Frauen) – sie erreicht somit nicht einmal den unteren empfohlenen Grenzwert.

Die Selenkonzentration der Nahrungsmittel ist jedoch je nach Herkunft stark schwankend und richtet sich nach dem Gehalt der Böden beziehungsweise des Viehfutters. Um den vorherrschenden Mangel auszugleichen, wird beispielsweise in Finnland den Düngemitteln seit 1984 Selen zugesetzt.

Ernährungsexperten raten zur Selensubstitution

Anzeichen extremen Selenmangels sind schuppige Haut, Veränderungen der Nägel sowie Muskelerkrankungen und Herzschwäche. Diese Anzeichen finden sich häufig in besonders selenarmen Gebieten, beispielsweise in China und Neuseeland.

Die genannten Symptome sind in Deutschland selten, jedoch registrierte der Ernährungsmediziner Professor Detlev G. S. Thilo-Körner aus Herzogenaurach in einer Untersuchung im Jahr 1997 bei nur 14,5 % der Studienteilnehmer eine ausreichende Selenversorgung. Ernährungsexperten raten aufgrund der allgemein schlechten Selenversorgung besonders Risikogruppen zur Einnahme von Selen-Präparaten.

Selengehalt in Nahrungsmitteln (in µg pro 100 g)	
Fisch	75
Weizen	35
Eier	15 bis 20
Rind- und Schweinefleisch	10 bis 35

Gruppen mit erhöhtem Selenbedarf sind:

- Schwangere und Stillende
- Personen mit besonderer Schwermetallbelastung
- Krebspatienten während einer Chemo- oder Strahlentherapie
- chronisch kranke Patienten (z. B. mit entzündlichen Darmerkrankungen, Immunschwäche)
- Patienten, die künstlich ernährt werden oder strenge Diäten einhalten müssen
- Patienten mit Schilddrüsenproblemen

Bei chronischen Darmerkrankungen ist der Selenbedarf erhöht.

Was Sie beim Kauf von Selenpräparaten beachten sollten

Der tägliche Selenbedarf beträgt je nach Körpergewicht etwa 60 bis 150 µg. In Deutschland werden mit der Nahrung jedoch kaum 50 µg aufgenommen. Die fehlende Menge können Sie durch die Einnahme von Selen-Präparaten, die meist 50 µg Selen pro Dosiereinheit enthalten, zuführen.

Hefepräparate enthalten das Selen in einer organisch gebundenen Form (Selenmethionin), die vom Darm leicht aufgenommen wird. Sie erhalten diese Präparate in Apotheken, Drogerien oder Reformhäusern.

Während besonderer Belastungen durch eine Strahlen- oder Chemotherapie sollten 200 bis 400 µg pro Tag genommen werden. Dafür gibt es Trinkampullen, Tropfen oder Tabletten mit anorganisch gebundenem Natriumselenit. Sie gelten als Arzneimittel und sind ausschließlich in Apotheken erhältlich. In Dosierungen ab 100 µg sind sie rezeptpflichtig.

Die Aufnahme von Natriumselenit im Darm wird durch Vitamin C behindert. Daher sollten Sie beide Vitalstoffe nicht zusammen einnehmen. Das gilt jedoch nicht für organisch gebundenes Selen.

Nebenwirkungen treten erst auf, wenn Sie regelmäßig täglich mehr als 3.000 µg Selen aufnehmen. Das kann zu Magen-Darm-Problemen, Kopfschmerzen, Haarausfall und einem nach Knoblauch riechenden Atem führen.

Mittlerweile ist bekannt, dass zahlreiche Erkrankungen zwar nicht direkt durch Selenmangel ausgelöst werden, jedoch durch eine nicht ausreichende Versorgung begünstigt werden können. Daher empfehlen viele Ernährungswissenschaftler auch der „normalen" Bevölkerung, etwa 50 bis 100 μg Selen täglich durch Nahrungsergänzungspräparate zu sich zu nehmen (siehe Kasten auf Seite 93).

Eine ausreichende Selenversorgung senkt das Krebsrisiko

Wie wichtig eine ausreichende Selenversorgung für die Krebsvorsorge ist, hat eine an US-amerikanischen Krebszentren durchgeführte Studie im Jahr 1997 gezeigt. Durch die tägliche Einnahme von nur 200 μg Selen in einer Gruppe von 1.312 Patienten konnte die Häufigkeit bestimmter **Krebserkrankungen** um 39 % und die **Krebssterblichkeit** um 48 % **gesenkt** werden.

Dank Selen sinkt Ihr Krebsrisiko um 39 %.

Verringert werden konnte vor allem die Rate von **Lungen-, Prostata-** und **Dickdarmkrebserkrankungen**. Bei anderen Krebsarten wie Haut-, Brust- und Blasenkrebs ergab sich kein schützender Effekt durch alleinige Selengaben.

Die Antikrebs-Wirkung des Selens beruht auf seiner Funktion als Co-Faktor des Radikal-Vernichters Glutathionperoxidase. Sauerstoffradikale können die Erbsubstanz DNA im Zellkern angreifen und dadurch zu Krebserkrankungen führen.

Selen ist ein wichtiger Stimulator für das Immunsystem

Die selenhaltige Glutathionperoxidase beeinflusst die Produktion wichtiger Botenstoffe, die das Immunsystem steuern. Daher kann es **bei Selenmangel** auch zu einer **Immunschwäche** kommen, die sich nicht in einer bestimmten Erkrankung äußert, sondern eher dazu führt, dass Sie besonders anfällig für alle Arten von Infektionen werden.

In zahlreichen Untersuchungen weltweit wurde auch der Zusammenhang zwischen einer optimalen Selenzufuhr und dem Auftreten von **Herz-Kreislauf-Erkrankungen** deutlich. Dabei schwächt ein Selenmangel offensichtlich direkt den Herzmuskel. Außerdem wirkt er sich aktivierend auf die Blutplättchen aus und steigert so die Gefahr eines Gefäßverschlusses durch Thrombosen.

Selen trägt entscheidend zur Entgiftung Ihres Körpers bei

Selen kann auch **Schadstoffe im Körper binden** und zur Entgiftung beitragen. Daher ist Selen ein sehr wirksames **Gegenmittel bei Schwermetallbelastungen** durch Blei (aus Autoabgasen und alten Wasserleitungen), Cadmium (bei Rauchern) und Quecksilber (aus Amalgamfüllungen oder von Fischen aus belasteten Gewässern).

Selen geht mit diesen Schwermetallen unlösliche Verbindungen ein, die über die Verdauung ausgeschieden werden. Da dabei das Selen verbraucht wird, besteht bei diesen Belastungen ein erhöhter Selenbedarf.

Selen bindet Schadstoffe und macht sie unschädlich.

Selen besitzt außerdem eine entgiftende Funktion bei Belastungen mit **Pilzgiften** oder Rückständen von **Pflanzenschutzmitteln**.

Seine entgiftenden Eigenschaften macht man sich auch in der begleitenden Behandlung von Krebspatienten zunutze, um die **Nebenwirkungen der Chemo- oder Strahlentherapie zu mildern**. Beide Therapien sind mit der Entstehung großer Mengen schädlicher freier Radikale verbunden.

Die Deutsche Gesellschaft für Biologische Krebsbekämpfung empfiehlt daher während der Behandlungsphasen 200 bis 400 µg Selen täglich, am besten in Kombination mit anderen Radikalfängern wie Beta-Carotin (25 bis 50 mg), Vitamin C (200 bis 1.000 mg) und Vitamin E (200 bis 800 mg).

Diese Wirkungen hat Selen im Körper

- Schutz vor Krebs
- Stärkung des Immunsystems
- Vorbeugung von Schilddrüsenerkrankungen
- Vorbeugung von Herz-Kreislauf-Erkrankungen
- Verhinderung von Wasseransammlungen in den Beinen
- Entgiftung des Körpers
- Aufrechterhaltung der Fruchtbarkeit

Bei Bestrahlungen soll Selen kurz nach der Behandlung eingenommen werden. Eine vorherige Einnahme könnte die Wirksamkeit der Strahlentherapie beeinträchtigen. Für die hoch dosierte Anwendung eignen sich am besten Selen-Trinkampullen, für eine Dauereinnahme Selenhefe-Tabletten.

Selen reguliert die Schilddrüsenfunktion

Das in der Schilddrüse produzierte Hormon Thyroxin muss im Körper in seine aktive Form, das Trijodthyronin, überführt werden. Dazu sind bestimmte Enzyme, die Dejodasen, notwendig. Und diese Enzyme benötigen Selen als Co-Faktor.

Die Schilddrüse ist neben Jod dringend auf Selen angewiesen.

In einer Studie, an der mehrere Kliniken in Süddeutschland beteiligt waren, konnte 1998 der **therapeutische Nutzen des Selens bei Schilddrüsenerkrankungen** gezeigt werden. Patienten, die an einer **Hormonüberproduktion** und einer Vergrößerung der Schilddrüse litten, erhielten über sechs Wochen eine Selen-Supplementierung in Form von Selenhefe in einer Dosierung von 100 μg täglich. Unter diesen Bedingungen normalisierte sich der Hormonspiegel, und die Größe der Schilddrüse ging deutlich zurück. ■

Von Arteriosklerose bis Schuppenflechte – Fischöl ist genauso wirksam wie die Schulmedizin

Auch bei Allergien, Asthma und Rheuma profitieren Sie von den essenziellen Fettsäuren: Präparate sorgen für eine ausreichende Dosis

Freitag ist Fischtag." Aber immer weniger Menschen halten sich noch an die alte christliche Tradition, freitags auf Fleisch zu verzichten, um an die Leiden Christi zu erinnern. Dabei trägt diese Sitte nicht nur zum „Seelenheil" bei, sondern sie ist auch wichtig für die Gesundheit Ihres Körpers. Denn Fisch enthält außer wertvollen Proteinen und Vitalstoffen noch eine ganz besondere Art von Fetten: die **Omega-3-Fettsäuren**.

Omega-3-Fettsäuren sind die wichtigen Stoffe im Fischöl.

Wenn es um die Vorbeugung und Heilung von Krankheiten mit Vitalstoffen geht, hört man aus den verschiedenen Ecken der Medizinergemeinde noch sehr oft Widersprüchliches. Nur bei den Omega-3-Fettsäuren scheinen sich alle einig zu sein – sie sind ein wichtiger Bestandteil der Nahrung.

So wirken Omega-3-Fettsäuren

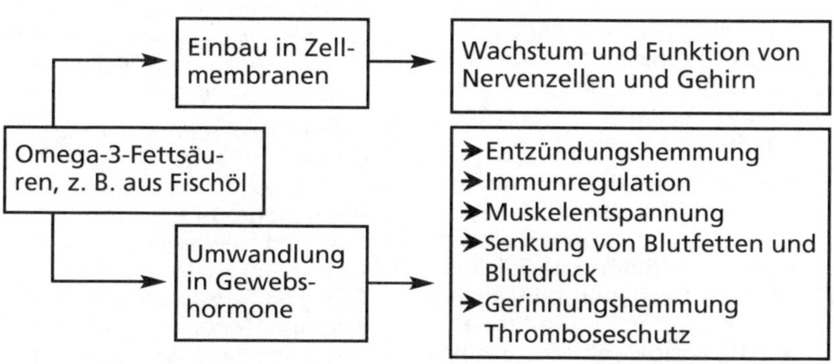

Omega-3-Fettsäuren werden im Körper einerseits als wichtige Zellbestandteile benötigt. Für viele gesundheitliche Effekte entscheidender ist, dass sie im Stoffwechsel zu sehr wirksamen Gewebshormonen umgewandelt werden können.

Der Bedarf wird nur über die Nahrung gedeckt

Omega-3-Fettsäuren gehören zur Gruppe der mehrfach ungesättigten Fettsäuren. Der menschliche Körper kann sie nicht selbst produzieren, weshalb sie mit der Nahrung aufgenommen werden müssen. Sie gelten daher als **essenzielle Fettsäuren**.

Omega-3-Fettsäuren können Entzündungen vorbeugen.

Omega-3-Fettsäuren haben vor allem **zwei wichtige Funktionen**: Sie dienen erstens als **Bausteine** der Zellhüllen (Membranen) – vor allem **Gehirn- und Nervenzellen** benötigen sie für Wachstum und Funktion. Zweitens nutzt sie der Körper als Rohstoff für die **Pro-**

Das sollten Sie bei der Einnahme von Fischölkapseln beachten

- Omega-3-Fettsäuren verlängern die Blutgerinnungszeit. Wenn Sie gleichzeitig gerinnungshemmende Arzneimittel einnehmen (z. B. Marcumar® oder Aspirin®), sollten Sie Ihren Gerinnungswert („Quick-Wert") sorgfältig überwachen und eventuell zusammen mit dem Arzt eine Anpassung der Dosis vornehmen.
- Nicht einnehmen sollten Sie Fischölkonzentrate bei chronischen Erkrankungen von Leber, Gallenblase und Bauchspeicheldrüse, da die Fettverdauung hier gestört sein kann.
- Omega-3-Fettsäuren sind extrem anfällig gegenüber Sauerstoff. Daher können sie im Körper zur Bildung schädlicher Sauerstoffradikale beitragen. Davor schützt Sie die Einnahme des antioxidativen Vitamin E – pro Gramm Fischöl etwa 100 Internationale Einheiten (I. E.).
- Fischölkapseln erhalten Sie als rezeptfreie Arzneimittel aus der Apotheke (z. B. Eicosan®, Ameu®). Der Monatsbedarf kostet ca. 20 €. Billiger sind meist Präparate, die als Nahrungsergänzungsmittel auch in Drogeriemärkten oder Supermärkten verkauft werden. Allerdings werden diese Produkte nicht so streng überwacht wie die Arzneimittel. Gerade hinsichtlich der Schwermetallproblematik bei Seefisch scheinen daher die Präparate aus der Apotheke empfehlenswerter.
- Achten Sie bei der Dosierung auf die Packungsangaben. 1 g Fischöl enthält zwischen 200 und 400 mg Omega-3-Fettsäuren (und das sind die wirksamen Bestandteile). Oft werden die Omega-3-Fettsäuren lediglich als Eicosapentaensäure (EPA) oder Docosahexaensäure (DHA) gekennzeichnet. Beide Werte zusammengerechnet ergeben den Gehalt an Omega-3-Fettsäuren.

duktion von Gewebshormonen (z. B. Prostaglandine, Leukotriene), die vor allem eine entzündungshemmende Wirkung entfalten (siehe auch Grafik auf Seite 97).

So wirken Omega-3-Fettsäuren:

- Hemmung entzündlicher Prozesse
- Unterdrückung überschießender Immunreaktionen
- geringere Gerinnungsneigung des Blutes (bessere Fließeigenschaften)
- Senkung des Blutdrucks
- Senkung der Blutfettwerte
- Muskelentspannung

Darüber hinaus zeigen neuere Untersuchungen, dass die Omega-3-Fettsäuren für eine gesunde Entwicklung des Gehirns und der Sehfähigkeit in der Embryonal- und Kleinkindphase unerlässlich sind. Gerade schwangere und stillende Mütter sollten daher auf eine ausreichende Zufuhr achten. Entzündliche Prozesse und überschießende Immunreaktionen sind an vielen chronischen Krankheiten beteiligt.

Diese chronischen Krankheiten lassen sich positiv beeinflussen:

- Arteriosklerose (Folgen: Herzinfarkt und Schlaganfall)
- rheumatoide Arthritis
- chronische Bronchitis
- entzündliche Darmerkrankungen (Morbus Crohn, Colitis ulcerosa)
- Schuppenflechte (Psoriasis)
- Allergien (z. B. Neurodermitis, Heuschnupfen)
- Diabetes

Bevorzugen Sie fetten Fisch

Besonders reich an Omega-3-Fettsäuren sind fettreiche Meeresfische (siehe Tabelle auf Seite 100). Die bei Fischen häufigste Omega-3-Fettsäure ist die Eicosapentaensäure (EPA).

Omega-3-Fettsäuren finden sich auch in pflanzlicher Nahrung. Hier ist es vor allem die Alpha-Linolensäure aus grünem Blattgemüse und pflanzlichen Ölen. Allerdings wird **diese pflanzliche Fettsäure nicht** oder nur in sehr geringem Umfang in die gesundheitsfördernden Gewebshormone **umgewandelt**.

Die Experten der Internationalen Studiengesellschaft für Fettsäuren und Fette sprechen sich für eine **Tagesdosis von 300 mg** Omega-3-Fettsäuren aus. Pro Woche benötigen Sie also etwa 2 g. Diesen Wochenbedarf können Sie mit zwei Fischmahlzeiten recht gut decken.

Nichts schützt Ihr Herz besser als Fischöl

Wenn Sie dagegen nicht nur Ihren Grundbedarf decken wollen, sondern mit Fischölfettsäuren gezielt bestehende Krankheiten behandeln möchten, sind Sie auf Konzentrate in Form von **Fischölkapseln** angewiesen. Was Sie bei der Einnahme beachten sollten, haben wir im Kasten auf Seite 98 für Sie zusammengestellt.

In erster Linie werden die Kapseln heute zum **Schutz vor Gefäßkrankheiten** eingenommen. Dies beruht auf einer Entdeckung dänischer Forscher im Jahr 1980. Sie hatten damals herausgefunden, dass Eskimos aufgrund ihrer fischreichen Kost wesentlich seltener an Herzinfarkten sterben. Bei ihnen beträgt die Herzinfarktrate lediglich 7 %, im westlichen Europa sind es dagegen fast 50 %.

Eskimos sterben nur selten an einem Herzinfarkt.

Gehalt an Omega-3-Fettsäuren in Lebensmitteln
(in mg pro 100 g)

Pflanzen*	
Leinsamenöl	54,2
Walnussöl	10,1
Rapsöl	9,2
Weizenkeimöl	7,1
Fettreicher Fisch	
Lebertran	8,6
Makrele	2,6
Hering	1,7
Tunfisch	1,6
Fettarmer Fisch	
Rotbarsch	0,7
Kabeljau	0,3

* Omega-3-Fettsäuren aus Pflanzen (meist Alpha-Linolensäure) können vom Körper nur zu einem sehr geringen Anteil in aktive Formen umgewandelt werden. Daher sind die Gehalte nicht mit denen aus Fisch vergleichbar.

Am vielleicht eindrucksvollsten konnten italienische Forscher im Jahr 1999 den Effekt nachweisen. Sie gaben 11.000 Herzinfarktpatienten – neben ihrer üblichen Medikation – über einen Zeitraum von dreieinhalb Jahren täglich entweder **1 g Omega-3-Fettsäuren** oder ein Scheinmedikament (Placebo). Das Risiko, an einem erneuten Herzinfarkt zu sterben, konnte dadurch um fast 20 % gesenkt werden. Ein so großer

Schutzeffekt ist bisher bei keinem pharmazeutischen Medikament beobachtet worden.

Mit den Fettsäuren senken Sie Ihren Medikamenteverbrauch

Nachdem sich bei Gefäßkrankheiten so gute Erfolge einstellten, haben Wissenschaftler in aller Welt die Wirkung der Omega-3-Fettsäuren auch bei anderen Erkrankungen ausführlich untersucht. Wir möchten Ihnen hier die Studien nicht einzeln vorstellen, sondern lediglich die wichtigsten Ergebnisse kurz zusammenfassen.

Fischöl entspannt die Blutgefäße.

Bluthochdruck: Vor allem bei leicht erhöhten Werten sind Omega-3-Fettsäuren wegen ihrer entspannenden Wirkung auf die Gefäße eine verträgliche Alternative zu synthetischen Blutdrucksenkern – empfohlene Tagesdosis: 2 bis 6 g.

Diabetes: Schäden an den Blutgefäßen gehören zu den gefürchteten Spätfolgen bei Diabetikern. Omega-3-Fettsäuren können helfen, das Risiko zu senken. Den Blutzuckerspiegel beeinflussen sie jedoch nicht – empfohlene Tagesdosis: 1 bis 2 g.

Rheuma: Bei Rheumapatienten können Omega-3-Fettsäuren die Gelenksteifigkeit und die Schmerzen reduzieren – empfohlene Tagesdosis: 2 bis 6 g.

Schuppenflechte: Eine Ursache der Schuppenbildung ist eine überschießende Immunreaktion. Omega-3-Fettsäuren wirken hier bremsend und können den Juckreiz, die Hautrötung und das Ekzem deutlich verringern – empfohlene Tagesdosis: 3 bis 4 g.

Bitte beachten Sie: Fischöle können in vielen Fällen den Krankheitsverlauf positiv beeinflussen. Gerade bei chronischen Krankheiten sind dazu meist auch weiterhin die üblichen Medikamente notwendig (aber oft in reduzierter Dosis). Setzen Sie diese nie eigenmächtig ab.

Andererseits: Werden Sie nicht unnötig zum „Tabletten-Vielfraß“. Wenn Sie Omega-3-Fettsäuren ausschließlich zur Vorbeugung nutzen wollen, können Sie sich Ihre Wochenration auch mit einem zweimaligen Besuch an der Fischtheke sichern. ■

Krank-heiten mit Vital-stoffen heilen

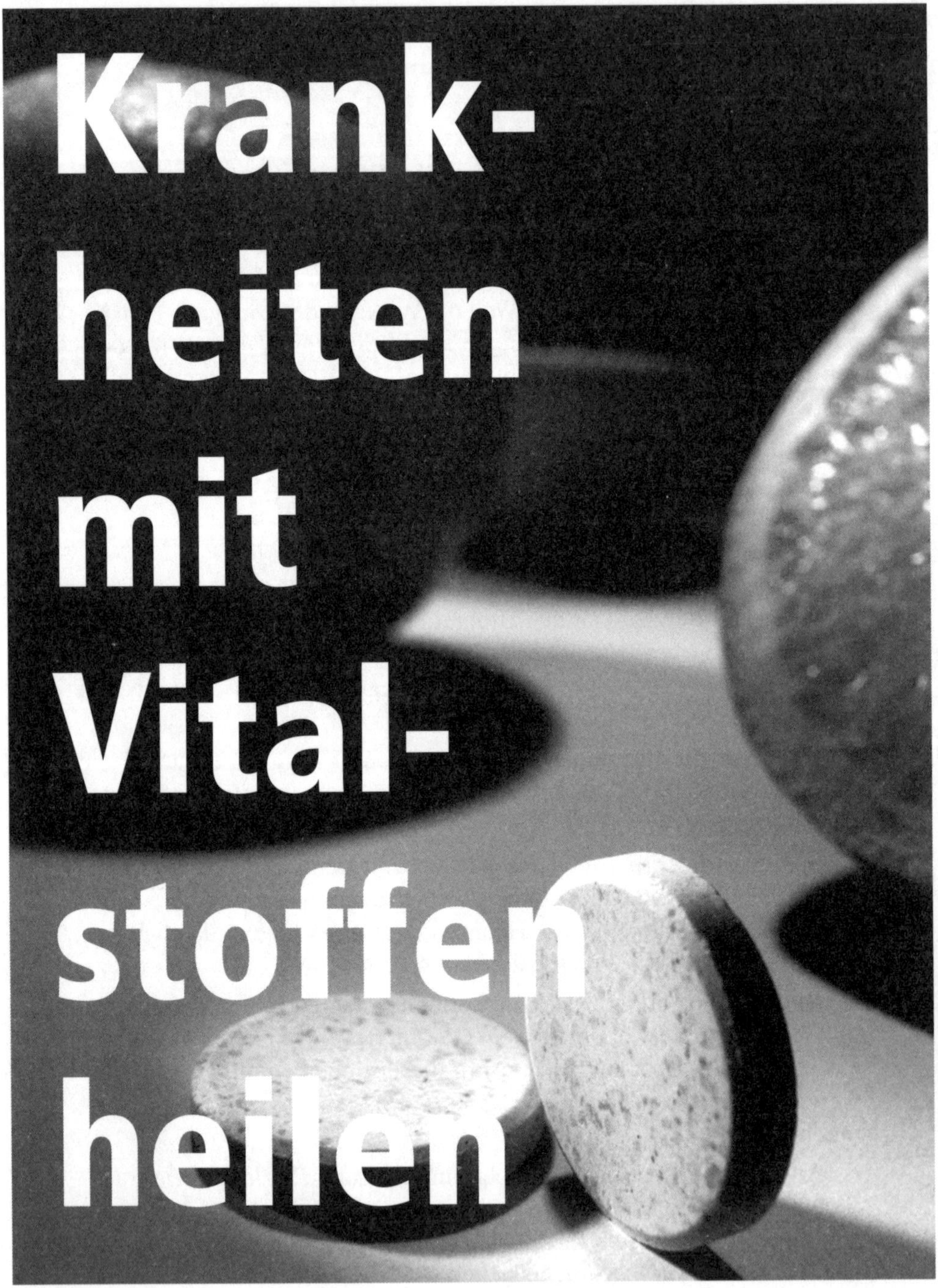

Wie die Vitamine D, E und Niacin bei Arthrose Ihre Beweglichkeit fördern

Viele Studien zeigen, dass Sie mit der Zufuhr dieser Vitamine auch Schmerzmittel einsparen können

Eine gesunde Ernährung ist die Grundlage für einen gesunden Körper. Haut und Haaren können Sie leicht ansehen, ob ein Mensch gut ernährt ist – dem im Körperinneren verborgenen Gelenkknorpel nicht. Dennoch leidet auch er unter einer zu geringen Zufuhr an Vitaminen und Mineralstoffen.

Der Gelenkknorpel leidet bei einem Vitalstoffmangel.

Spezielle Ernährungsempfehlungen, wie z. B. bei Diabetes oder Herzkrankheiten, gibt es bei der Arthrose nicht. Sie sollten lediglich die Grundlagen einer gesunden Ernährung beachten: viel Vollkornprodukte, mindestens 5-mal pro Tag Obst und Gemüse, nicht öfter als 2-mal wöchentlich Fleisch, wenig tierische Fette und mindestens 1,5 bis 2 Liter Flüssigkeit pro Tag.

Wichtig für den Gelenkschutz ist jedoch auf jeden Fall, **Übergewicht abzubauen**. Denn überschüssige Pfunde belasten vor allem Knie, Hüfte und Sprunggelenke unnötig.

Ein Vitamin-D-Mangel lässt die Arthrose schneller voranschreiten

Neben den allgemeinen Ernährungsrichtlinien gibt es aber noch eine ganze Reihe von einzelnen Vitaminen und Mineralstoffen, die besonders für die Stabilität des Knorpels verantwortlich sind. Ein Mangel kann daher den Krankheitsverlauf negativ beeinflussen.

So fanden Forscher an der Universität Boston/USA im Jahr 1996 im Rahmen einer großen Studie, in die alle Bewohner der Kleinstadt Framingham einbezogen waren, heraus, dass ein **Vitamin-D-Mangel** die **Arthrose beschleunigen** kann. Sie beobachteten 556 Arthrose-Patienten über einen Zeitraum von zwei Jahren. Dabei zeigte sich, dass ein Vitamin-D-Mangel die Wahrscheinlichkeit für ein Voranschreiten der Erkrankung um den Faktor 3 erhöht. Vitamin D gilt allgemein als Vitamin für die Knochen – es schützt vor Knochenschwund (Osteoporose) und Knochenerweichung (Rachitis). Die Forscher vermuten, dass ein Mangel auch die Regenerationsfähigkeit des Knorpels behindert. Das Vitamin wird unter Einfluss des Sonnenlichts in der Haut gebildet. Nutzen Sie daher als Arthrosepatient vor allem in der dunklen Jahreszeit jeden Sonnenstrahl zu einem längeren Spaziergang. Über die Nahrung nehmen Sie das Vitamin vor allem durch Fisch auf.

Vitamin E wirkt ähnlich effektiv wie Schmerzmittel

Vitamin E ist nicht nur ein wichtiger Schutzfaktor (Antioxidans) gegen aggressive Sauerstoffradikale, sondern es hemmt auch die Bildung von entzündungsfördernden Botenstoffen im Körper (u. a. Prostaglandine). Es hat daher eine ähnliche Wirkung wie die bei Arthrosepatienten zur Schmerzkontrolle eingesetzten NSAR.

Vitamin E kann Entzündungen stoppen.

In verschiedenen Studien konnte diese Wirkung belegt werden – z. B. im Jahr 1990 von Wissenschaftlern am Ludwig-Boltzmann-Institut für Rheumatologie in Baden/Österreich. Sie behandelten 53 Patienten mit Arthrose in Hüfte oder Knie entweder mit Diclofenac (3-mal 50 g täglich) oder **Vitamin E (3-mal 600 I. E. täglich)**. Nach drei Wochen zeigten sich keine Unterschiede in den Therapiegruppen: Die Schmerzen waren zurückgegangen, und die schmerzfreie Gehstrecke nahm zu.

Andere Studien deuten darauf hin, dass durch die Gabe von Vitamin E bis zu 50 % weniger NSAR benötigt werden, um die Arthroseschmerzen in den Griff zu bekommen. So hohe Vitamin-E-Mengen wie in den Studien können Sie mit der Nahrung nicht aufnehmen. Für den schmerzlindernden Effekt müssen Sie daher auf Präparate zurückgreifen. Nebenwirkungen sind unterhalb von Tagesdosen von 3.000 I. E. nicht zu erwarten.

Empfohlene tägliche Vitalstoffzufuhr bei Arthrose	
Kalzium	500 bis 1.000 mg
Magnesium	150 bis 300 mg
Vitamin C	100 bis 500 mg
Vitamin D	200 bis 1.000 I. E.*
Vitamin E	400 bis 1.200 I. E.**

*I. E. = Internationale Einheiten
** nicht zur Selbstmedikation

Quelle: Niestroj, 1999

Mit Niacin lindern Sie die Schmerzen im Kniegelenk

Gute Erfolge gegen Arthrose – vor allem im Kniegelenk – werden schon seit Mitte des 20. Jahrhunderts mit hohen Dosen des Vitamins Niacin erzielt.

Die Niacin-Behandlung gehört in die Hände eines erfahrenen Therapeuten.

Niacin gehört zur Gruppe der B-Vitamine und ist ein Sammelbegriff für mehrere Substanzen, die u. a. an der Bildung von Eiweißstoffen beteiligt sind. Hoch dosiert wird es z. B. auch zur Senkung der Blutfette eingesetzt. Es ist in hohen Dosen **mit Nebenwirkungen** wie Hitzewallungen, Schwindel oder Hautrötungen („Flush") verbunden. Daher gehört seine Anwendung immer in die Hände eines erfahrenen Therapeuten.

In einer Studie der Nationalen Gesundheitsbehörde der USA im Jahr 1996 wurden 72 Arthrosepatienten **täglich** mit **6 g Niacin** behandelt. Die Beweglichkeit der Gelenke verbesserte sich, und sowohl Schmerzen als auch der Verbrauch an NSAR gingen deutlich zurück. Allerdings konnten die positiven Effekte erst nach ein- bis dreimonatiger Anwendungszeit beobachtet werden.

Diese Beispiele zeigen, dass Sie mit der Einnahme von Vitamin-Präparaten die Therapie einer Arthrose gut unterstützen können. In der Tabelle auf Seite 104 haben wir die für Arthrosepatienten empfohlenen Tagesdosen von Vitalstoffen zusammengestellt. Nebenwirkungen sind bei diesen Mengen nicht zu befürchten.

Sie sollten jedoch niemals selbständig ärztlich verordnete Medikamente absetzen. Bitte informieren Sie auch Ihren Therapeuten darüber, wenn Sie zusätzlich Vitamine einnehmen, damit er Wechselwirkungen mit Medikamenten ausschließen kann.

Geschädigte Gelenke benötigen Adenosyl-Methionin

Ein Baustoff, der für die Bildung von Knorpel unerlässlich ist, ist das **S-Adenosyl-Methionin** (abgekürzt **S-AME**). Dieser vom Körper selbst produzierte aminosäureähnliche Stoff ist nicht nur für das Knorpelgewebe wichtig, sondern mehr oder weniger in jeder Körperzelle vorhanden. Im Jahr 1987 konnten französische Wissenschaftler an der Universität von Bordeaux in Zellkulturversuchen belegen, wie wichtig das S-AME für den Knorpelstoffwechsel ist. Als sie Knorpelzellen von Arthrosepatienten mit dem Biostoff „fütterten", verstärkten die Zellen deutlich die Produktion von Knorpelsubstanz. Argentinische Forscher konnten im selben Jahr zeigen, dass Kaninchen, die S-AME ins Futter bekamen, **deutlich dickere Knorpelschichten** an den Gelenken entwickelten als ihre S-AME-losen Artgenossen.

Aufgrund dieser Studien begannen weltweit die Untersuchungen an Arthrose-Patienten. 15 solcher Therapie-Studien wurden im Mai 2002 von Medizin-Statistikern der Universität Maryland/USA zusammenfassend bewertet. Ihr Ergebnis: „S-AME scheint bei Arthrose-Patienten genauso effektiv zu sein wie NSAR, wenn es darum geht, Schmerzen zu reduzieren und die Beweglichkeit zu verbessern. Und das ohne die negativen Effekte, die oft mit einer NSAR-Therapie verbunden sind". Eingesetzt werden zurzeit meist 400 mg täglich über einen Zeitraum von etwa 4 bis 6 Wochen. Wenn erneut Schmerzen auftreten, können Sie eine solche Kur wiederholen. Sie sollten dies aber nur in Absprache mit Ihrem Arzt tun. Denn S-AME hat zwar keine schweren Nebenwirkungen wie NSAR, aber es kann in Tagesdosierungen über 400 mg z. B. bei psychisch labilen Personen eine Manie auslösen. Als weitere Nebenwirkungen können Mundtrockenheit und Durchfälle auftreten. ■

So wirkt Adenosyl-Methionin

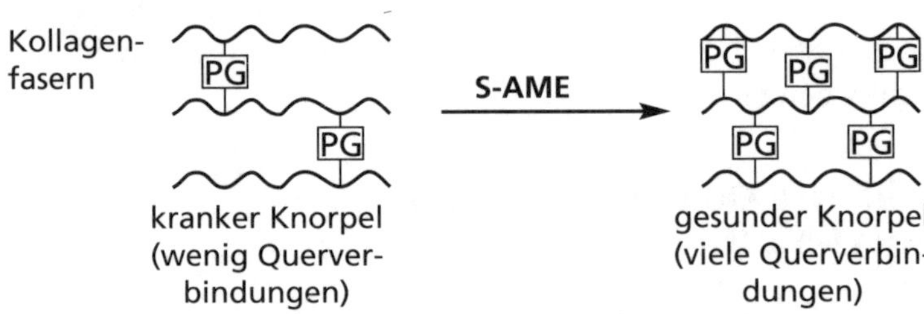

Adenosyl-Methionin (S-AME) dient im Stoffwechsel als wichtiges Zwischenprodukt und liefert auch Bausteine für die Knorpelsubstanz. Es bilden sich mehr Quervernetzungen aus Proteoglykanen (PG) im Knorpel, und dieser gewinnt an Stabilität.

Vitamin C, Magnesium, Bewegung und Entspannung: 4 natürliche Wege zu einem gesunden Blutdruck

Bei leicht erhöhten Werten müssen Sie nicht sofort zu Medikamenten greifen

Das gesamte Blutgefäßsystem durchzieht den Körper auf einer fast unvorstellbaren Länge von etwa 90.000 Kilometern. Neben den großen Arterien (Schlagadern), die das Blut vom Herzen in die einzelnen Regionen und Organe des Körpers verteilen, und den Venen, die es aus den entfernten Gebieten wieder zum Herzen zurückbefördern, machen die fein verästelten Kapillargefäße den Hauptteil des Netzes aus (siehe Abbildung auf Seite 108).

Die Blutgefäße durchziehen den Körper auf einer Länge von 90.000 km.

Der Wert des Blutdrucks ist hauptsächlich von drei Faktoren abhängig: der **Schlagkraft des Herzens**, dem vorhandenen Blutvolumen sowie dem **Querschnitt der Gefäße**. Sind die Blutgefäße verengt, steigt der Blutdruck. Ein weiterer Faktor ist die **Elastizität des Bindegewebes.**

Bei der Blutdruckmessung werden zwei Werte bestimmt

Um den Blutdruck zu bestimmen, wird zunächst mit einer aufblasbaren Manschette die Oberarm-Arterie gestaut. Bei nachlassendem Manschettendruck strömt das Blut in den Arm zurück. Mit dem Stethoskop kann das Einströmgeräusch wahrgenommen werden.

Die ersten Töne treten dabei auf, wenn der Manschettendruck gerade dem maximalen Blutdruck entspricht. Das ist der **obere (systolische) Wert**, also der Spitzendruck während der Kontraktion des Herzmuskels.

Wenn auch beim niedrigsten Druck (zum Zeitpunkt, an dem sich das Herz wieder mit Blut füllt) das Blut in den Arm strömen kann, sind keine Strömungsgeräusche mehr zu hören. Dieser **untere Wert** ist der so genannte **diastolische Blutdruck**.

In der Medizin wird der Blutdruck üblicherweise angegeben in „Millimeter Quecksilbersäule" (mmHg; die Bezeichnung stammt aus früherer Zeit, als Drücke anhand der Steighöhe von flüssigem Quecksilber in U-förmigen Röhren-Manometern bestimmt wurden).

Bluthochdruck verursacht keine Schmerzen

Die derzeit geltenden – im Jahr 1999 von der Deutschen Hochdruckliga überarbeiteten – Werte für einen erhöhten Blutdruck sind in der Tabelle auf Seite 109 aufgeführt.

Lassen Sie sich vom Arzt ein Messgerät mit nach Hause geben.

Wichtig bei der Blutdruckbestimmung ist, dass äußere Einflüsse (beispielsweise Aufregung und Nervosität beim Arztbesuch) möglichst ausgeschaltet werden. Am genauesten sind daher **Messungen über 24 Stunden** mit einem Gerät, das Sie für diese Zeit mit nach Hause nehmen können. Sie können auch ein eigenes Blutdruckmessgerät kaufen, um eine ständige Kontrolle zu haben.

Ein zu hoher Blutdruck verursacht keine Schmerzen, und körperliche Signale sind eher selten und nicht immer eindeutig. Daher sollten Sie Ihren Blutdruck regelmäßig kontrollieren lassen. Denn ein erhöhter Blutdruck ist eine der häufigsten Zivilisationskrankheiten. In Deutschland leidet **jeder Fünfte der über 40-Jährigen** und sogar jeder **Dritte der über 60-Jährigen** daran. Stehen die Blutgefäße permanent unter einem zu hohen Druck, werden

Der Blutkreislauf

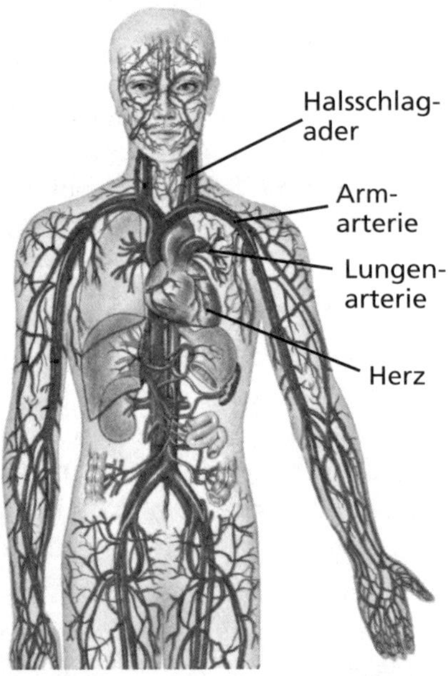

Ausgehend vom Herz wird das Blut über die Arterien und die fein verästelten Kapillaren in den Körper gepumpt. Der dazu notwendige Druck wird durch den Herzschlag erzeugt.

vor allem die empfindlichen Innenwände geschädigt, und es kann zu Gewebewucherungen kommen, den so genannten Plaques, die den Durch- messer der Gefäße einengen.

Die Folgen von Bluthochdruck: Herzinfarkt, Schlaganfall oder Nierenschäden.

Ein vollständiger Verschluss – beispielsweise der Herzkranzgefäße oder der Halsschlagader – kann zum **Herzinfarkt** oder **Schlaganfall** führen.

Durch hohen Blutdruck werden außerdem gefördert: Netzhautschäden, die unter Umständen zur **Erblindung** führen können, und **Nierenschäden**.

Die Neigung zu hohem Blutdruck ist teilweise erblich bedingt

Nur in wenigen Fällen ist die Ursache eines erhöhten Blutdrucks direkt feststellbar. In etwa 5 % der Fälle steckt eine **Nierenerkrankung** dahinter. Seltener führen Nebenwirkungen von **Medikamenten** wie Kortison, Psychopharmaka, Schilddrüsenhormonen oder der „Pille“ zu einem Anstieg des Blutdrucks. Bei über 90 % der Bluthochdruck-Patienten sind dagegen die zu Grunde liegenden Störungen nur sehr schwer feststellbar.

Wissenschaftler der Universität Essen haben 1998 das erste **Bluthochdruck-Gen** entdeckt. Wird eine defekte Kopie dieses Gens von den Eltern ererbt, sind die Blutgefäße überempfindlich gegenüber Hormonen, die für eine Verengung der Gefäße sorgen.

Blutdruck-Kategorien der Deutschen Hochdruckliga
(in mmHg)

Blutdruck	Oberer Wert (systolisch)	Unterer Wert (diastolisch)
optimal	unter 120	unter 80
normal	unter 130	unter 85
hoch-normal	130 bis 139	85 bis 89
beginnender Hochdruck	140 bis 149	90 bis 94
milder Hochdruck (Grad 1)	150 bis 159	95 bis 99
mittelschwerer Hochdruck (Grad 2)	160 bis 179	100 bis 109
schwerer Hochdruck	über 180	über 110

Die Forscher sind sich jedoch sicher, dass es mindestens noch ein Dutzend weitere, bisher unbekannte Gene geben dürfte, die an der Entstehung des Bluthochdrucks beteiligt sind. Klar ist auch, dass über ein solches Gen letztlich nur die **Neigung vererbt wird**, einen Bluthochdruck zu entwickeln. Ob er tatsächlich entsteht, hängt dagegen von vielen anderen Faktoren ab.

Die Entstehung des Bluthochdrucks wird gefördert durch:

- Übergewicht
- Diabetes
- hohe Blutfettwerte
- Nierenerkrankungen
- hohen Alkoholkonsum
- Rauchen
- andauernden Stress
- mangelnde Bewegung
- Lärm

Zur Blutdrucksenkung steht heute eine ganze Reihe von Medikamenten zur Verfügung. Dazu gehören **Beta-Blocker**, **Kalziumantagonisten** und so genannte **ACE-Hemmer**. Diese Mittel wirken unter anderem erweiternd auf die kleinen Arterien und senken dadurch den Blutdruck. Daneben werden harntreibende Mittel (**Diuretika**) eingesetzt.

Alle diese Wirkstoffe können mit einer Reihe von Nebenwirkungen verbunden sein, vor allem wenn die Dosierung nicht genau auf den Patienten abgestimmt ist. Auftreten können beispielsweise Schwindelgefühle, Änderungen der Pulsfrequenz, Reizhusten, Schlafstörungen sowie Störungen des Elektrolythaushalts.

Viele Bluthochdruck-Medikamente haben gefährliche Nebenwirkungen.

Traditionell werden zur Blutdruckregulierung auch nebenwirkungsarme Mittel wie Knoblauch- oder Weißdorn-Extrakte angewandt. Wie gut sie tatsächlich wirken, ist jedoch bisher kaum untersucht. Wenn Sie an einem milden Bluthochdruck (Grad 1; siehe Tabelle auf Seite 109) leiden, können Sie im Normalfall auch ohne diese Medikamente Ihren Blutdruck wieder in den Griff bekommen. Falls Ihr Blutdruck schon stark erhöht ist (ab **Grad 2**), sollten Sie die im Folgenden vorgestellten sanften Möglichkeiten zusätzlich zu den vom Arzt verordneten Blutdruckmitteln einsetzen. Sie unterstützen die Medikamente in ihrer Wirkung.

Bewegung und Entspannung sollten an erster Stelle stehen

Eine sehr wirkungsvolle Maßnahme, um den Blutdruck zu senken, ist der **Abbau von Übergewicht**. Im Durchschnitt kann eine Gewichtsreduktion von 10 kg Körpergewicht den Blutdruck um etwa 15 mmHg absenken.

Setzen Sie bei Ihrer Ernährung vor allem auf **fettarme, ballaststoffreiche Kost**, die reich an Obst und Gemüse ist. Schon allein das ließ in einer Studie der Harvard-Universität in Boston/USA im Jahr 1990 den oberen Blutdruckwert um 11 mmHg absinken. Essen Sie weniger tierische Fette, dafür mehr Olivenöl und andere pflanzliche Öle, die reich an ungesättigten Fettsäuren sind.

Mehr Ballaststoffe senken den Blutdruck.

Ebenfalls wichtig: **Hören Sie auf zu rauchen** und **reduzieren Sie Ihren Alkoholkonsum** auf wenige Gläser pro Woche.

Unterstützen können Sie das Abnehmen durch **regelmäßige Bewegung** – geeignet sind neben Radfahren und Schwimmen längere zügige Spaziergänge oder auch Tanzen. Durch zusätzliche Bewegung sinkt der Blutdruck im Vergleich zur reinen Gewichtsreduktion nochmals um etwa 30 bis 50 %.

Einen deutlichen Abfall des Blutdrucks können Sie auch mit **Entspannungsverfahren** wie dem autogenen Training, Yoga oder der progressiven Muskelentspannung erzielen. Vor allem wenn Ihr Blutdruck durch beruflichen oder privaten Stress in die Höhe schießt, sind solche entspannenden Verfahren sinnvoll.

Vitamin C lässt den Blutdruck wirksam sinken

Erste Untersuchungen, die einen senkenden Einfluss von Vitamin C in hohen Tagesdosen (1 g) auf den Blutdruck nahe legten, stammen bereits aus den 1980er Jahren.

Im Jahr 1999 sind diese durch eine neue Studie, die in der angesehenen britischen Fachzeitschrift *The Lancet* publiziert wurde, bestätigt worden. Wissenschaftler an der Universität Boston/USA verabreichten etwa 20 Patienten mit einem leicht erhöhten Blutdruck einen Monat lang täglich 500 mg Vitamin C. In dieser Zeit fiel der obere Blutdruckwert um durchschnittlich 13 mmHg.

Nur hoch dosiert nutzt Vitamin C.

Die wirksamen Mengen sind allerdings so hoch, dass Sie sie ohne Präparate zur Nahrungsergänzung kaum aufnehmen können.

Die Wirkung des Vitamin C beruht nach Ansicht der Wissenschaftler auf seiner Eigenschaft, **freie Sauerstoffradikale im Blut abzufangen**. Dadurch würden Entzündungsvorgänge an der Innenwand der Blutgefäße gebremst.

Eine blutdrucksenkende Wirkung wird auch dem Mineralstoff **Magnesium** attestiert. Eine ausreichende Versorgung trägt zur Entspannung der Muskelzellen bei, die die Blutgefäße umgeben und deren Durchmesser regulieren. Die zusätzliche Gabe von täglich 100 bis 200 mg Magnesium kann daher ebenfalls zu einer Senkung des Blutdrucks beitragen.

Sie müssen jedoch nicht unbedingt teure Magnesium-Tabletten aus der Apotheke kaufen. Preiswertere, aber ebenso effiziente Präparate sind für wenige Euro unter anderem in Supermärkten oder Drogerien erhältlich. Der Mineralstoff lässt nicht nur den Blutdruck sinken, sondern ist **für das gesamte Herz-Kreislauf-System sehr wichtig**. ■

Das sollten Sie über Bluthochdruck wissen

- Hoher Blutdruck ist ein Hauptrisikofaktor für Schlaganfall und Herzinfarkt.
- Stark erhöhter Blutdruck muss medikamentös behandelt werden.
- Bei leichten Blutdruckerhöhungen reicht in der Regel schon eine Umstellung der Ernährungs- und Lebensgewohnheiten aus (fettarme Ernährung, Verzicht auf Nikotin und Alkohol).
- Geeignet sind außerdem Entspannungsverfahren sowie regelmäßige Bewegung.
- 500 bis 1.000 mg Vitamin C und 100 bis 200 mg Magnesium täglich können den Blutdruck in ähnlicher Weise senken wie Medikamente.

Bis ins hohe Alter geistig topfit: Das schaffen Sie mit Vitamin C und E, Selen und Zink

Freie Radikale zerstören die Gehirnzellen und tragen so zur Alzheimer-Krankheit bei

Das Gewicht des Gehirns macht nur etwa 2 bis 3 % des gesamten Körpergewichts aus. Es ist aber neben der Leber das **stoffwechselaktivste Organ**: 20 % der Energie, die dem Körper zur Verfügung steht, werden im Gehirn verbraucht. Bei diesen Zahlen wird es sofort verständlich, dass ganz besonders das Gehirn von einer guten Ernährung abhängig ist.

Um geistig fit zu bleiben, sollten Sie die Mahlzeiten über den Tag verteilen

„Voller Bauch studiert nicht gern" – damit ist eigentlich das Wichtigste schon gesagt: Um Ihre geistige Fitness über den ganzen Tag zu bewahren, sollten Sie mehrere kleine Mahlzeiten bevorzugen. Denn bei schwerem Essen muss der Körper zu viel Energie für die Verdauungsarbeit aufwenden. Für die Kopfarbeit bleibt dann wenig übrig. Wenn Sie nicht körperlich arbeiten, sollten Sie nicht mehr als 2.200 kcal täglich zu sich nehmen, davon zur Mittagszeit lediglich ein Drittel – also etwas mehr als 700 kcal. Die kommen schnell zusammen: 200 g Schweinekotelett haben schon knapp 600 kcal. Da bleibt gerade noch Platz für etwas Gemüse, und das Soll ist erfüllt.

Leichte Kost ist gut für die grauen Zellen.

Zu Mittag sollten Sie daher **leichte Kost** in der Kantine oder zu Hause bevorzugen. Ziehen Sie Pell- oder Salzkartoffeln fettreichen Pommes frites vor, verwenden Sie statt Mayonnaise lieber eine leichte Salatsoße aus Joghurt oder Dickmilch.

Zwischenmahlzeiten verhindern Leistungstiefs. Über den Tag verteilt, erhalten sie die Konzentrationsfähigkeit, belasten die Verdauungsorgane sowie den Kreislauf weniger und vermeiden Heißhunger. Ideal ist deshalb: zwei Frühstücksetappen, vielleicht eine etwas großzügigere mit Müsli und Vollkornbrot zu Hause und eine leichte wie Obst oder Joghurt später auf der Arbeit.

Alkohol ist die Nummer drei unter den Demenz-Ursachen

Hinsichtlich der langfristigen Auswirkungen der Lebensweise sind die schädlichen Einflüsse des Alkohols auf die geistige Leistungsfähigkeit am längsten bekannt. Das bemerkt jeder, der nach einer Party am nächsten Morgen geistige Höchstleistungen vollbringen will. Glücklicherweise vergeht diese Eintrübung des Geistes in der Regel rasch wieder.

Doch ein chronischer Alkoholmissbrauch kann das Gehirn auf lange Sicht stark schädigen. Nach der Alzheimer-Erkrankung und Arteriosklerose ist **Alkohol die dritthäufigste Ursache für Demenz-Erkrankungen**. Mehr als ein abendliches Glas Wein oder Bier sollten Sie also nicht trinken. Auch das Rauchen schädigt das Gehirn – vor allem weil es zu Gefäßverengungen führt.

Das Gehirn ist hohen Konzentrationen aggressiver Sauerstoffmoleküle ausgesetzt

Im Energiestoffwechsel des Körpers entstehen in den „Kraftwerken" der Zellen, den Mitochondrien, als Nebenprodukte chemisch besonders

Leckerer Milch-Shake: Vitalstoff-Cocktail für Ihr Gehirn

Mit diesem Milch-Shake decken Sie den größten Teil Ihres Tagesbedarfs an Schutzstoffen für Ihr Gehirn:

1 kleine Banane (Energie und Vitamin B_6)

1 TL Zitronensaft (Vitamin C)

1,5 EL Haselnuss-Mus (Vitamin E, ungesättigte Fettsäuren und Lecithin)

1,5 EL Sanddornkonzentrat (Beta-Carotin und Vitamin C)

2 TL Weizenkeime (Vitamin E, B_1, B_{12} und Folsäure)

Die Zutaten erhalten Sie im Reformhaus oder im Bioladen. Geben Sie sie zusammen mit **150 ml Milch** in den Mixaufsatz Ihres Küchengerätes und trinken Sie den Shake möglichst frisch.

reaktionsfreudige Sauerstoffarten, die so genannten freien Radikale. Aufgrund des enormen Energieverbrauchs **im Gehirn werden** gerade hier **besonders viele freie Radikale** produziert. Damit sie keinen weiteren Schaden in den Zellen anrichten, werden sie durch Antioxidantien unschädlich gemacht.

Das sind die wichtigsten Antioxidantien:

Vitamine und Spurenelemente:

- Vitamin C
- Vitamin E
- Selen und Zink

Freie Radikale können eine Demenz-Erkrankung auslösen.

Sekundäre Pflanzenstoffe:

- Carotinoide (z. B. Lycopin aus Tomaten, Beta-Carotin aus Karotten)
- Polyphenole (z. B. Phenolsäure in Grünkohl und Weizenvollkorn)
- Flavonoide (z. B. Quercetin in Zwiebeln)

Heute gehen Wissenschaftler davon aus, dass freie Radikale im Gehirn eine wichtige Rolle bei der Entstehung von Demenz-Erkrankungen spielen.

Eine Studie der Universität Bern konnte 1997 zeigen, dass die geistige Fitness tatsächlich von der Vitaminversorgung abhängt: Insgesamt wurden 442 Einwohner Basels im Alter zwischen 64 und 94 Jahren über einen Zeitraum von 22 Jahren regelmäßig auf ihre Gedächtnisleistung untersucht. Gleichzeitig wurden ihre Blutwerte an Vitamin E, Vitamin C und Beta-Carotin kontrolliert. Dabei ergab sich, dass eine gute **Versorgung mit diesen Vitaminen für** eine überdurchschnittlich **gute Gedächtnisleistung sorgt**.

Diese und mindestens ein halbes Dutzend weiterer Studien bewiesen inzwischen, dass Sie mit vitaminreichem Obst und Gemüse Ihre geistige Fitness steigern können (siehe Kasten auf Seite118). Wie wichtig **Vitamin E** für das Gehirn ist, haben Mediziner der Columbia-Universität in New York herausgefunden. Sie behandelten über zwei Jahre lang Alzheimer-Patienten mit hohen Dosen Vitamin E (2.000 I. E.) und konnten damit deren Einlieferung in ein Heim deutlich herauszögern.

Wichtig für die Hirnfunktion sind auch die B-Vitamine

Ernährungswissenschaftler gehen heute davon aus, dass an etwa 5 bis 10 % aller **Demenz-Erkrankungen ein Mangel an B-Vitaminen beteiligt ist**.

Hinter jeder zehnten Demenz steckt ein Mangel an Vitamin B.

Diese wasserlöslichen Vitamine spielen eine wichtige Rolle bei ganz vielfältigen Stoffwechselprozessen. Ihr Fehlen wirkt sich – oft in Verbindung mit Mineralstoffmangel – daher zwangsläufig auch auf das extrem stoffwechselaktive Gehirn aus. Im Gegensatz zu den meisten anderen Demenz-Erkrankungen sind diejenigen, die auf einem Vitamin-Mangel beruhen, durch eine Gabe von hoch dosierten Vitaminen wieder rückgängig zu machen.

Kombinationspräparate, die solche Vitaminmengen enthalten, können Sie beispielsweise über Apotheken oder den Versandhandel beziehen (Adressen siehe Seite 193). Zu empfehlen wären beispielsweise ein Vitamin-B-Komplex-Präparat und zusätzlich Vitamin C, das Sie sehr günstig als Pulver im Supermarkt kaufen können. Die Kosten für den Monatsbedarf liegen dann etwa zwischen 10 und 15 €.

Als bedeutsam zur **Vorbeugung gegen Demenz**-Erkrankungen kristallisieren sich vor allem die **Vitamine B_6, B_{12} und Folsäure** heraus. Sie sind am Abbau des Stoffwechselgifts Homocystein beteiligt, das als Risikofaktor für vaskuläre und Demenzen vom Alzheimer-Typ gilt. Auch für **Vitamin B_1** (Thiamin) fanden sich bereits positive Wirkungen auf die geistige Leistungsfähigkeit.

Ähnlich gute Wirkungen konnten im Jahr 1999 in einer italienischen Studie für **einfach ungesättigte Fettsäuren** belegt werden. Hier wurde deren Einfluss auf die Lernfähigkeit von Personen im Alter zwischen 65 und 84 Jah-

Diese Vitalstoffe beugen einer Demenz vor

Vitamin C	etwa 1 g
Vitamin B_3	50 bis 150 mg
Vitamin B_6	25 bis 100 mg
Vitamin B_{12}	5 bis 10 µg
Folsäure	0,3 bis 1 mg
Magnesium	100 bis 250 mg
Zink	10 bis 20 mg
Mangan	2 bis 6 mg

* Diese Mengen empfiehlt Dr. Gerhard Ohlenschläger, einer der führenden Vertreter der so genannten orthomolekularen Medizin in Deutschland.

ren bestimmt. Diejenigen, die am meisten **Olivenöl** (das große Mengen dieser Fettsäuren enthält) konsumierten, hatten auch den besten Lernerfolg. Besonders reichhaltig an einfach ungesättigten Fettsäuren sind außerdem Erdnussöl, Haselnüsse oder Sesamöl.

Olivenöl fördert die Lernfähigkeit.

Sehr reich an den wertvollen einfach ungesättigten Fettsäuren ist ebenfalls **Rapsöl**. Das **raffinierte Öl** eignet sich sowohl für die kalte Küche als auch zum Kochen, Braten, Backen und Frittieren. Dagegen können Sie das honigfarbene **kalt gepresste Rapsöl** – wie alle kalt gepressten Öle – nur in der kalten Küche verwenden, z. B. für Salate, Dips und Marinaden.

Durch die Studien der letzten zehn Jahre beginnt sich langsam herauszukristallisieren, mit welchen Nahrungsmitteln Sie Ihre geistige Fitness wirklich fördern können. Achten Sie vor allem auf die Versorgung mit B-Vitaminen und Antioxidantien. Ein Rezept für einen Cocktail, der Ihr Gehirn stärkt, finden Sie auf Seite 115. ■

So erhalten Sie Ihre geistige Fitness

Achten Sie bei der Nahrungsmittelauswahl vor allem auf genügend antioxidative Vitamine (C und E), Beta-Carotine sowie Vitamine aus der B-Gruppe (B_1, B_6, B_{12} und Folsäure).

Es ist selten nötig, die genauen Vitaminmengen in den Nahrungsmitteln zu kennen. Achten Sie einfach auf eine abwechslungsreiche Ernährung mit Obst, Gemüse und Vollkornprodukten. Einige Tipps sollen Ihnen die Auswahl erleichtern:

- **Vitamin C:** Besonders reich an Vitamin C sind nicht nur Südfrüchte, sondern genauso einheimische Obstarten wie Johannisbeeren, Erdbeeren oder Stachelbeeren.
- **Vitamin E:** Es findet sich vor allem in pflanzlichen Ölen wie Weizenkeim- oder Sonnenblumenöl, die Sie für schmackhafte Salate verwenden sollten.
- **Beta-Carotin:** Große Mengen sind enthalten in roten oder tiefgrünen Gemüsesorten wie Karotten, Rote Bete oder Grünkohl und Spinat. Essen Sie Karotten nicht roh, sondern als Salat mit etwas Öl. Das steigert die Aufnahme der wertvollen Inhaltsstoffe um ein Vielfaches.
- **B-Vitamine:** Die verschiedenen B-Vitamine finden Sie vor allem in Getreide- und Milchprodukten sowie Rind- und Schweinefleisch. Allerdings sollten Sie bei Brot oder Mehlspeisen (Nudeln) auf Vollkornprodukte setzen. Nur diese besitzen noch den natürlichen Vitamingehalt.

Wie ernähren Sie sich gehirnfreundlich?

Obwohl die Wissenschaftler bisher nur einige Details im Puzzle „Vitamine und Gehirnfunktion" entschlüsselt haben und viele Fragen nach wie vor offen sind, lassen sich für verschiedene Bevölkerungsgruppen schon heute konkrete Empfehlungen aussprechen.

Gesunde, jüngere Personen

Beginnen Sie bereits in jungen Jahren, Ihr Gehirn mit B-Vitaminen und einem Antioxidantien-Cocktail zu füttern. Hierzu müssen Sie nicht unbedingt zu Tabletten greifen. Auch natürliche Produkte enthalten eine geballte Ladung der nützlichen Vitamine. Verzehren Sie regelmäßig Vollkornprodukte sowie mindestens fünf Portionen Obst und Gemüse täglich. Bereiten Sie Ihre Salate mit Weizenkeimöl oder Olivenöl zu und verwenden sie öfter Weizenkeime, Hefeprodukte und Nüsse. Zweimal pro Woche eine Portion mageres Fleisch und einmal in der Woche ein Sojagericht runden die vitaminreiche Ernährung ab.

Vegetarier und alte Menschen

In vielen Fällen kann es sinnvoll sein, unterstützend ein Multivitamin-Präparat einzunehmen: Sollten Sie strenger Vegetarier (Veganer) sein, ergänzen Sie Ihre Nahrung sicherheitshalber mit Vitamin B_{12} (bis zu 10 µg täglich). Das Risiko einer latenten Unterversorgung sollte unbedingt vermieden werden.

Manche Ernährungswissenschaftler empfehlen ebenfalls Personen über 60 Jahren, ein Vitamin-B_{12}-Präparat einzunehmen. Besonders wichtig ist dies, wenn Sie an chronischen Magen- und Darmkrankheiten leiden.

Krankenhauspatienten und Bewohner von Pflegeheimen

Ältere Angehörige, die sich im Krankenhaus oder Pflegeheim befinden, sollten Sie aufgrund der meist unzureichenden Nährstoffversorgung zusätzlich mit einem kombinierten Multivitamin-Mineralstoff-Präparat versorgen. Das trifft auch für alte Menschen mit schlechten Ernährungsgewohnheiten zu.

Kauftipps

Entsprechende Präparate erhalten Sie im Versandhandel, in Apotheken, Drogerien, Reformhäusern oder zum Teil auch in Supermärkten. Die Tagestherapiekosten für Präparate, die eine Kombination aus allen notwendigen B-Vitaminen enthalten, liegen bei weniger als 0,20 €. Wenn Sie zusätzlich die für andere Körperfunktionen wichtigen übrigen Vitamine und Mineralien zuführen möchten, sollten Sie ein Multivitamin-Mineralstoff-Präparat kaufen. Dafür müssen Sie mit täglichen Kosten von etwa 0,50 € rechnen. Bei den genannten Dosierungen sind Nebenwirkungen auch bei längerem Gebrauch nicht zu befürchten.

Folsäure und die Aminosäure Tryptophan lassen Ihre Seele wieder lachen

Diese Vitalstoffe sind wichtig für das „Glückshormon" Serotonin und die Energieversorgung des Gehirns

Sicherlich haben auch Sie schon bemerkt, wie sich Ihre seelische Verfassung auf Ihr Essverhalten auswirkt: Bei Stress bekommen Sie vielleicht oft keinen Bissen herunter. Wenn sich dagegen ein seelisches Tief abzeichnet, dann ist der Griff in den Kühlschrank oder in die Schublade mit Schokolade meist vorprogrammiert.

Vor allem die **essenzielle Aminosäure Tryptophan** und die zu den **B-Vitaminen zählende Folsäure** beeinflussen unsere Psyche.

Der Botenstoff Serotonin entscheidet über Ihre Stimmungslage

Die Aktivität des neuronalen Netzwerks im Gehirn wird durch verschiedene Botenstoffe (Neurotransmitter) bestimmt. Im Mittelpunkt steht dabei der Botenstoff **Serotonin**. Er verändert und steuert die Aktivität der Nervenzellen, sodass er die Grundzüge unseres Empfindens (unsere „Laune") bestimmt.

Serotonin löst Ängste und hebt die Laune.

Das bewirkt ein hoher Serotoninspiegel:

- Lösen von Ängsten
- gesteigertes Harmoniegefühl
- höhere Aufmerksamkeit
- Glauben an eigene Stärken

Allerdings **nützt es nichts**, wenn Sie zur Stimmungsaufhellung **serotoninreiche Lebensmittel** (wie z. B. Bananen oder Walnüsse) verzehren. Diese These wird zwar immer wieder verbreitet, aber es ist nachgewiesen, dass Serotonin die Blut-Hirn-Schranke nicht überwinden kann und daher auch nicht aus der Nahrung in das Gehirn gelangt.

Viel bedeutender als der Serotoningehalt ist der Gehalt an **Tryptophan** (siehe Tabelle unten). Diese essenzielle Aminosäure dient den Nervenzellen als Baustoff für Serotonin.

Vitaminmangel trifft zuerst das Gehirn

Menschen mit einem Vitaminmangel fühlen sich oft nervös oder leiden an Antriebsschwäche. Diese **psychischen Symptome** dürften u. a. mit der großen Bedeutung der Vitamine für den Energiestoffwechsel des Gehirns zusammenhängen. Bisher gibt es nur wenige Studien, die zeigen, dass sich durch eine gezielte Einnahme von Vitaminen die Stimmungslage verbessern lässt.

Folsäure kann die Stimmung wieder aufhellen.

Die Ausnahme ist eine Untersuchung der Universität Swansea in Wales aus dem Jahr 1995. Dort erhielten 129 gesunde Menschen über ein Jahr lang entweder einen hoch dosierten Cocktail an Vitaminen oder ein Scheinmedikament (Placebo). Nach einem Jahr fühlten sich vor allem die Frauen aus der Vitamingruppe mental deutlich besser als die aus der Placebo-Gruppe. Sie berichteten **über mehr Gelassenheit** und **fühlten sich insgesamt wohler**.

Die Erfolge waren zwar relativ schwach, aber die Effekte der Vitamine waren insgesamt positiv. Eindeutigere Ergebnisse konnten allerdings bei **depressiven Patienten** erzielt werden – also dann, wenn es nicht nur um eine leichte „Stimmungsaufhellung“ bei sonst psychisch gesunden Menschen ging. In verschiedenen Studien der letzten Jahre haben hier **Tagesdosen von 200 µg Folsäure** die depressiven Symptome deutlich lindern können. Sie sehen also, dass Vitamine nicht nur gegen viele körperliche Beschwerden helfen können, sondern auch Ihre Stimmung und Laune aufhellen. ■

Tryptophangehalt in Lebensmitteln (in mg pro 100 g)	
Nüsse	160 bis 450
Hülsenfrüchte	150 bis 450
Käse	150 bis 400
Fleisch	150 bis 300
Kakaopulver	250
Eier	230
Getreideprodukte	80 bis 200
Schokolade	50 bis 70
Milch, Joghurt	40 bis 70

Kampf der Zuckerkrankheit: Auf welche Vitalstoffe Sie auf keinen Fall verzichten sollten

Chrom und Zink steigern die Verwertung von Insulin im Körper, die Vitamine C und E decken den erhöhten Bedarf an Antioxidantien

Diabetes ist die häufigste chronische Krankheit in Deutschland. Etwa vier Millionen Diabetiker werden derzeit von den Ärzten hier zu Lande betreut. Doch vorsichtige Schätzungen gehen von doppelt so vielen Betroffenen aus. Denn die Zuckerkrankheit verursacht in der Anfangsphase weder Schmerzen noch andere Beschwerden.

Wenn die Krankheit rechtzeitig erkannt wird, lassen sich viele ihrer Spätfolgen lindern. Sie sollten daher mindestens **alle zwei Jahre** beim Hausarzt Ihren **Blutzuckerspiegel kontrollieren** lassen. Außerdem sollten Sie auf mögliche Anzeichen achten.

Das sind die Anzeichen eines Diabetes:

- ständiger Durst
- häufiges Wasserlassen
- unerklärbarer Gewichtsverlust
- Muskelkrämpfe
- Infektanfälligkeit
- verzögerte Wundheilung
- Sehstörungen

Lassen Sie alle 2 Jahre Ihren Blutzuckerspiegel bestimmen.

Ein Diabetes liegt vor, wenn der Blutzuckerwert ohne vorhergehende Nahrungsaufnahme („nüchtern“) 125 mg/dl Blut überschreitet. Bei der Vorbeugung und Behandlung spielen Ernährung sowie körperliche Bewegung eine herausragende Rolle.

Ein wesentlicher Aspekt ist jedoch auch die **Versorgung mit Vitaminen und Mineralstoffen**. Hier herrscht selbst bei vielen Ärzten noch erheblicher Aufklärungsbedarf.

Zu Beginn der Erkrankung ist die Insulinproduktion erhöht

Der im Blut gelöste Zucker, die Glukose, dient den „Kraftwerken“ der Körperzellen (Mitochondrien) als Brennstoff. Dazu muss er jedoch zunächst in die Zellen (z. B. der Muskeln) aufgenommen werden. Diese Einschleusung wird durch das aus der Bauchspeicheldrüse stammende Hormon **Insulin** ermöglicht. Produziert die Drüse zu wenig Insulin oder ist dessen Wirkung abgeschwächt, bleibt zu viel Zucker im Blut zurück, und ein Diabetes entsteht.

Insulin schleust den Blutzucker in die Körperzellen ein.

Das sind die Folgen eines erhöhten Blutzuckerspiegels:

- Arteriosklerose (Folgen: Herzinfarkt, Schlaganfall)
- Nervenschäden, Gefühlsstörungen (Neuropathie)
- Nierenerkrankungen (Nephropathie)
- Zerstörung der Netzhaut (Retinopathie)
- Fußgeschwüre („diabetischer Fuß“)

So entsteht Diabetes

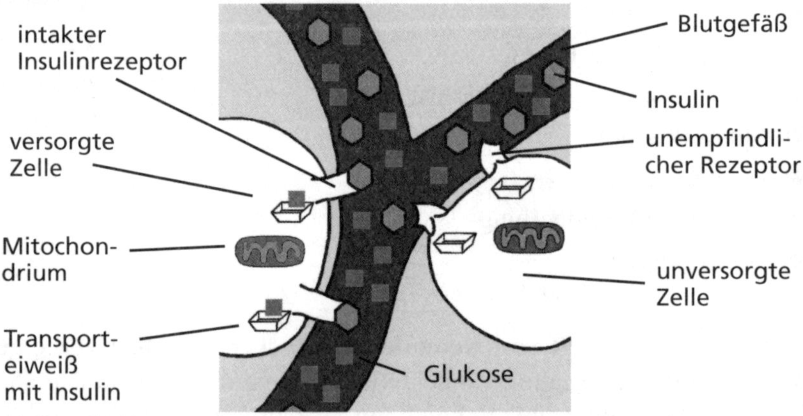

Glukose (farbige Kästchen) wird aus dem Blut in die Körperzellen aufgenommen und dort in den Mitochondrien zu Energie umgewandelt. Dieser Vorgang wird durch Insulin (graue Sechsecke) gesteuert. Nur Zellen mit einem intakten Insulinrezeptor (links) können daher die Blutglukose verwerten. Ist der Insulinrezeptor defekt (rechts), verbleibt die Glukose im Blut, und es kommt zum Diabetes.

Der eher seltene **Typ-1-Diabetes** geht mit einem Absterben der Insulin produzierenden Zellen in der Bauchspeicheldrüse einher. Da er schon im Jugendalter auftreten kann, wurde diese Form früher auch als „juveniler Diabetes" bezeichnet.

Bei etwa 95 % der Diabetiker liegt dagegen ein **Typ-2-Diabetes** („Altersdiabetes") vor. Ursache ist hier nicht etwa eine gestörte Insulinproduktion. Im Gegenteil: Im Anfangsstadium ist sie sogar erhöht! Aber die Körperzellen reagieren irgendwann nicht mehr auf das Signal zur Zuckeraufnahme – sie haben eine **Insulinresistenz** erworben. Der Blutzuckerspiegel steigt, obwohl eigentlich genügend Insulin vorhanden ist (siehe Abbildung auf Seite 122). Im Gegensatz zum Typ 1, dessen Ursachen vermutlich in einem gestörten Immunsystem liegen, ist der Typ-2-Diabetes in starkem Maße von den Essgewohnheiten und dem Lebensstil abhängig.

Der Typ-2-Diabetes ist in starkem Maße von den Essgewohnheiten und dem Lebensstil abhängig.

Übergewicht und Bewegungsarmut – die Übeltäter Nummer 1

Die Neigung zu einer Insulinresistenz ist **erblich bedingt**. Allerdings muss sich daraus nicht zwangsläufig ein Diabetes entwickeln. Gefördert wird das Voranschreiten durch verschiedene Faktoren.

Faktoren, die das Auftreten eines Diabetes fördern:

- Übergewicht
- Bewegungsarmut
- erbliche Vorbelastung
- hohes Lebensalter
- ständige Medikamenteneinnahme (z. B. Kortison, Diuretika, Beta-Blocker)

Die Insulinresistenz bringt die gesamte Stoffwechselregulation des Körpers durcheinander. Der **Blutdruck** und die **Blutfettwerte steigen** an, der Appetit wird angeregt und **Übergewicht** entsteht. Diese oft zusammen mit dem **Diabetes** auftretenden Symptome werden als **metabolisches** (stoffwechselbedingtes) **Syndrom** zusammengefasst.

Wie Sie dem Diabetes und seinen Folgekrankheiten vorbeugen können, lesen Sie im Kasten auf Seite 126.

Studie belegt: Weniger Fett und mehr Ballaststoffe senken das Risiko

Wie effektiv eine gesunde Ernährung und Bewegung gegen die Insulinresistenz wirken, konnten Wissenschaftler des finnischen Instituts für Volksgesundheit in Helsinki im Jahr 2001 eindrucksvoll belegen. Mehr als 250 stark übergewichtige Patienten mit einer Insulinresistenz wurden über einen Zeitraum von bis zu vier Jahren begleitet.

Ballaststoffe und mehr Bewegung senken das Risiko um 58 %.

Sie erhielten regelmäßig Tipps, wie sich die **Fettaufnahme reduzieren** und die **Zufuhr von Ballaststoffen** erhöhen lässt. Darüber hinaus wurde ihnen zu einem täglichen 30-minütigen **Bewegungstraining** geraten. Zur Studien-Kontrolle diente eine zweite Patientengruppe, die jedoch keinerlei Ratschläge zum Lebenswandel erhielt. Zwei Jahre nach Beginn der Studie hatten die Teilnehmer durchschnittlich 3,5 Kilo abgespeckt. In der Kontrollgruppe war das Gewicht dagegen annähernd konstant geblieben. Schon dieser vergleichsweise geringe Unterschied zeigte Erfolg: Das Diabetes-Risiko sank in der Beratungsgruppe um 58 %.

Vitamin C verhindert Spätfolgen

Eine Ernährungsumstellung und zusätzliche Bewegung können Sie durch die gezielte Auswahl wichtiger Vitamine und Mineralstoffe ergänzen.

Viele **Vitalstoffe verbessern die Insulinverwertung** und beugen daher dem Diabetes vor. Außerdem ist der entgleiste Stoffwechsel von Diabetikern auf eine erhöhte Zufuhr angewiesen. Die empfehlenswerten Tagesdosen sind in der Tabelle 125 angegeben.

Eine entscheidende Rolle im Diabetes-Geschehen kommt dem **Vitamin C** zu: Durch die permanent erhöhten Zuckerwerte neigen die Körpereiweiße von Diabetikern dazu, sich mit Zuckermolekülen zu verbinden, und büßen ihre Funktion ein. Dieser Prozess kann durch

Vitamin C in Tagesdosen zwischen 500 und 1.000 mg deutlich reduziert werden. Außerdem ist Vitamin C wichtig, um die bei Diabetikern gestörte Wundheilung zu unterstützen.

Warum Diabetiker einen erhöhten Antioxidantien-Bedarf haben

Der durch Diabetes gestörte Stoffwechsel bringt es mit sich, dass im Körper erhöhte Mengen an schädlichen Sauerstoffverbindungen (**freie Radikale**) entstehen. Daher sollten Sie vor allem auf die Versorgung mit Antioxidantien achten.

Neben dem **Vitamin C** zählt zu dieser Gruppe auch das **Vitamin E**. Letzteres ist von besonderer Bedeutung, weil es die Insulin produzierenden Zellen in der Bauchspeicheldrüse vor oxidativen Schäden bewahrt.

Als Diabetiker brauchen Sie mehr Vitamin C.

Diese Vitalstoffmengen schützen Sie vor Diabetes und seinen Folgeschäden

Vitalstoff	Empfohlene Tagesdosis
Vitamin C	2 x 250 mg
Vitamin E	300 – 400 I. E.
Beta-Carotin	5 – 10 mg
Vitamin B_1	2 – 6 mg
Vitamin B_2	3 – 6 mg
Vitamin B_6	2 – 6 mg
Vitamin B_{12}	3 – 9 µg
Folsäure	400 µg
Biotin	200 µg
Pantothensäure	10 – 40 mg
Zink	10 mg
Selen	50 – 100 µg
Chrom	150 – 200 µg
Magnesium	180 – 540 mg
Omega-3-Fettsäuren	0,25 – 1 g

Quelle: Dr. I. Niestroj, „Praxis der Orthomolekularen Medizin", 1999

Wichtige Antioxidantien zum Schutz vor Diabetes und seinen Folgen sind:

- Vitamin C
- Vitamin E
- Beta-Carotin
- Selen
- Alpha-Liponsäure

Neben den Antioxidantien haben auch die **B-Vitamine** eine wichtige Schutzfunktion. Zum einen werden sie im Diabetiker-Stoffwechsel **besonders stark verbraucht**, sodass ein höherer Bedarf besteht als bei gesunden Personen.

Andererseits **schützen sie die empfindlichen Nervenendigungen** und beugen so den als Spätfolgen des Diabetes gefürchteten Gefühlsstörungen (Neuropathien) vor.

Zink und Chrom verbessern die Insulinwirkung

Die Wirkung des Insulins kann durch die beiden Mineralstoffe **Chrom** und **Zink** gesteigert werden. Chrom ist ein wichtiger Bestandteil des „Glukose-Toleranz-Faktors", der die Aufnahme der Glukose in die Gewebezellen fördert. Durch zusätzliche Chromgaben zwischen 50 und 200 μg täglich lässt sich daher der Blutzuckerspiegel senken. Zusammen mit **Zink** ist Chrom auch an der Freisetzung des Insulins aus den Zellen der Bauchspeicheldrüse beteiligt. Zink geht mit Insulin außerdem eine feste Verbindung ein. Es stabilisiert so das Hormon und steigert seine Wirkung.

Nutzen Sie diese und die anderen in der Tabelle auf Seite 125 genannten Vitalstoffe, um sich gegen Diabetes und seine Spätfolgen zu wappnen. Wenn Sie bereits auf Medikamente angewiesen sind, können Sie zusätzlich ein Vitalstoffpräparat einnehmen. Es kann Ihnen helfen, mit weniger Medikamenten auszukommen. Die Einnahme sollten Sie jedoch vorher mit Ihrem Arzt abstimmen. ■

So beugen Sie Diabetes vor und verhindern Spätfolgen

- Bauen Sie **Übergewicht** ab.
- Treiben Sie regelmäßig **Ausdauersport** (mindestens 60 Minuten in der Woche).
- Achten Sie auf eine **ausgeglichene Ernährung** mit viel Vollkornprodukten, Obst und Gemüse. Besonders wichtig sind Ballaststoffe, da sie eine ausgleichende Wirkung auf den Blutzuckerspiegel haben.
- Meiden Sie **tierische Fette** und bevorzugen Sie einfach oder mehrfach ungesättigte Fettsäuren (z. B. Olivenöl, Weizenkeimöl). 3 g Omega-3-Fettsäuren täglich (z. B. aus Fischölkapseln) konnten in einer holländischen Studie von 1996 die Insulinverwertung verbessern.
- Besondere **„Diabetiker-Lebensmittel"** mit wenig Zucker sind meist **unnötig**. Schuld am Diabetes ist eine kalorien- und fettreiche Ernährungsweise. Zuckerhaltige Lebensmittel können Sie in Maßen auch weiterhin essen (z. B. 1 Glas trockenen Wein am Tag oder 2 Stück Torte in der Woche).
- **Vitamin- und Mineralstoffpräparate** sind eine wichtige Ergänzung in Vorbeugung und Therapie. In optimaler Zusammensetzung (siehe Tabelle auf Seite 125) erhalten Sie sie am besten im Versandhandel (Adressen siehe Seite 193) bzw. über eine Apotheke, die sich auf orthomolekulare Nahrungsergänzungsmittel spezialisiert hat.

Warum Sie bei Erkältung vor allem auf Vitamin E, Zink und Aminosäuren setzen sollten

Vitamin C ist ebenfalls ein wichtiger Schutzfaktor, zur Immunstärkung sollten Sie jedoch nicht allein auf diesen Vitalstoff vertrauen

Die nächste Schnupfenwelle kommt bestimmt. Aber wie immer trifft sie nicht jeden mit der gleichen Wucht. Wenn Sie im nächsten Winter einmal auf der Seite jener stehen wollen, die sich gesund und munter fühlen, während ringsherum die Nasen laufen, dann sollten Sie ein verstärktes Augenmerk auf Ihre Vitalstoffzufuhr richten. Doch es ist nicht nur das berühmte Vitamin C, das Sie vor Erkältungskrankheiten schützt. Andere Nährstoffe wie Vitamin E oder die Aminosäure Glutamin sind mindestens genauso wichtig – werden aber noch immer viel zu wenig beachtet.

Vitamin C ist nur ein Schutzfaktor von vielen.

Trockene Luft und geschlossene Räume machen das Winterhalbjahr zur Virensaison

Das Immunsystem ist eines der größten „Organe“ unseres Körpers. Es besteht aus der unvorstellbaren Zahl von fast 10 Billionen Zellen. Zusammen wiegen sie bis zu 2 kg. Doch die Immunzellen bilden keine zusammenhängende Organstruktur, sondern sind als „Einzelkämpfer“ im ganzen Körper unterwegs und schützen ihn vor eingedrungenen Krankheitserregern.

In diesen Organen sind Immunzellen besonders aktiv:

- Gaumen- und Rachenmandeln
- Knochenmark
- Blut und Lymphe
- Achsel- und Leistenlymphknoten
- Darmschleimhaut (z. B. „Peyersche Plaques“)

Im Herbst und Winter sind es vor allem die **Erkältungs**- und **Grippeviren**, die dem Immunsystem alles abverlangen. Anhand der in der Tabelle unten genannten typischen Symptome können Sie eine eher harmlose Erkältung von einer echten Grippe unterscheiden. Letztere kann vor allem bei älteren Menschen zu ernsthaften Komplikationen führen und sollte auf jeden Fall ärztlich behandelt werden.

Ihr Immunsystem braucht Vitalstoffe und Energie

Die Zellen des Immunsystems sind besonders stoffwechselaktiv und daher auch extrem abhängig von der Versorgung mit Vitaminen, Mineralstoffen und Aminosäuren. Nur wenn diese in ausreichendem Maße vorhanden sind, kann sich das Immunsystem ständig regenerieren.

Situationen, in denen Vitalstoffmängel auftreten können:

- einseitige Ernährung
- Diäten
- Appetitmangel
- Magen-Darm-Erkrankungen (geringere Aufnahme von Vitalstoffen)
- regelmäßige Medikamenteneinnahme (z. B. Kortison, Acetylsalicylsäure, Antibiotika)

So unterscheiden Sie eine Erkältung von einer echten Grippe

	Erkältung (Rhino-Viren)		Echte Grippe (Influenza-Viren)	
Wichtige Symptome	**Anteil der Patienten**	**Schweregrad**	**Anteil der Patienten**	**Schweregrad**
Schnupfen	80 – 100 %	***	20 – 30 %	*
Kopfschmerzen	25 %	*	85 %	***
Halsschmerzen	50 %	**	50 – 60 %	***
Abgeschlagenheit	20 – 25 %	**	80 %	***
Husten	40 %	**	90 %	***
Frösteln	10 %	*	90 %	***
Muskelschmerzen	10 %	*	60 – 75 %	***
Fieber über 37,5 °C	0 – 1 %		95 %	

*** schwer ** mäßig * leicht

Vor allem bei älteren Patienten können mehrere dieser Punkte zusammenkommen. Das ist ein Grund für die gesteigerte Infektanfälligkeit in dieser Altersgruppe.

Bei Erkältungen sollten Sie Vitamin C hoch dosiert einnehmen

Den meisten Menschen fällt zum Thema Vitamine und Abwehrkräfte vor allem das **Vitamin C** ein. In der Tat ist Vitamin C für Ihre Gesundheit eines der wichtigsten Vitamine überhaupt. Doch in Sachen Erkältungskrankheiten ist der Nutzen nicht ganz so eindeutig, wie es Vitaminvertreiber und Lebensmittelindustrie darstellen. Es gibt neben Studien, die einen Schutzeffekt zeigen, etwa genauso viele, die keinen Zusammenhang gefunden haben.

Sie benötigen das Vitamin bereits vor einem Infekt.

Ausschlaggebend scheinen auf jeden Fall die Dosis und der Zeitpunkt der Einnahme zu sein. Die meisten positiven Studien wurden mit **2 g Vitamin C täglich** durchgeführt. Diese Menge ließ – wenn sie bereits **vor der Infektion** eingenommen wurde – eine Erkältung schneller abklingen. Darunter ist ein Effekt auf das Immunsystem nur schwer nachweisbar. Dagegen gibt es eine Reihe von wissenschaftlichen Untersuchungen, die klar und deutlich zeigen, dass **Vitamin E** die Abwehrkräfte langfristig steigert.

Vitamin E stoppt die Virusinfektion

Als Beispiel sei eine Untersuchung der Tufts Universität in Boston/USA angeführt. Dort erhielten 88 Patienten über einen Zeitraum von acht Monaten entweder ein Vitamin-E-Präparat oder ein Scheinmedikament (Placebo). Anschließend wurde die Fähigkeit des Immunsystems gemessen, eingedrungene Viren und Bakterien zu bekämpfen.

Täglich 200 mg Vitamin E schützen vor Viren und Bakterien.

Die besten Werte hatten dabei diejenigen Patienten, die **200 mg Vitamin E** täglich (= 300 Internationale Einheiten, I. E.) einnahmen. Höhere Mengen (800 mg/1.200 I. E.) waren nicht etwa noch effektiver – im Gegenteil. Sie konnten das Immunsystem ebensowenig stärken wie das Scheinmedikament.

Wenn Sie jedoch an ständig wiederkehrenden Infektionen leiden und keine Ursache zu finden ist, könnte auch ein Vitamin-A-Mangel die Ursache sein. Zur Klärung sollten Sie den Vitaminspiegel im Blut einmal bestimmen lassen.

Selen: das schützende Spurenelement

Die wichtigsten Mineralstoffe für Ihr Immunsystem sind Zink und Selen. Beide sind als Co-Faktoren an vielen Stoffwechselreaktionen beteiligt, die für die Abwehrzellen entscheidend sind.

So wirken Zink und Selen auf das Immunsystem:

- beschleunigte Zellteilungsrate
- gesteigerte Aggressivität gegenüber Krankheitserregern
- Unterdrückung überschießender Reaktionen (z. B. Allergien, Autoimmunkrankheiten)
- Abfangen von schädlichen freien Radikalen, die bei der Immunantwort entstehen

Zink verkürzt den Schnupfen

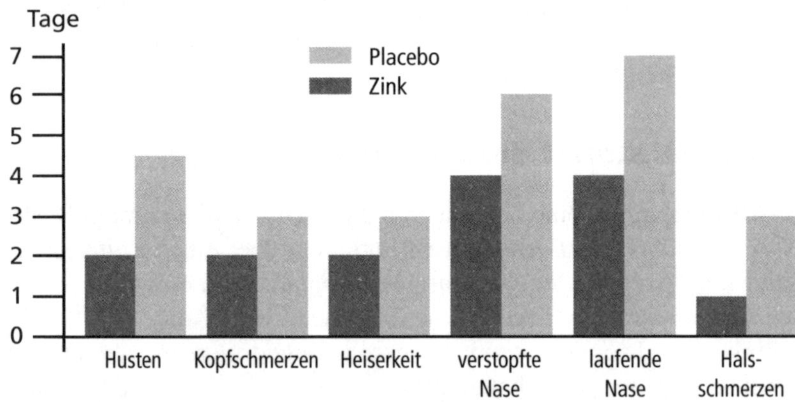

Durch eine sofortige Gabe von Zink-Lutschtabletten können die meisten Symptome einer Erkältung abgekürzt werden.
Keine Unterschiede zwischen der Zink-Gabe und einem Scheinmedikament (Placebo) ließen sich in der Dauer von Fieber, Muskelschmerzen, Halskratzen und Niesattacken nachweisen.

Quelle: Annals of Internal Medicine, 1996

Mangelt es dem Körper an diesen Spurenelementen, dann **gerät** im Immunsystem **die Bildung von Antikörpern ins Stocken**. Diese Eiweißverbindungen sind wichtig, um Krankheitserreger zu erkennen und unschädlich zu machen.

Ohne Selen werden keine Antikörper gebildet.

Die tägliche Gabe von **50 bis 100 µg Selen** und **5 bis 10 mg Zink** reicht in der Regel aus, um die Antikörperproduktion wieder anzukurbeln.

Zink bereitet den Viren ein schnelles Ende

Ihr normaler Tagesbedarf an Zink beträgt etwa 15 mg. Das Spurenelement ist ein **wichtiges Coenzym** für viele Enzyme des Stoffwechsels, d. h., ohne Zink können diese ihre Funktionen nicht wahrnehmen.

So sorgt Zink für ein starkes Immunsystem:

- Es fördert die Bildung von Antikörpern und Abwehrzellen.
- Es regt die Produktion von Immunbotenstoffen an (z. B. Interferon).
- Es verhindert überschießende Entzündungsreaktionen.
- Es steigert die Aktivität von Fresszellen.

Zink ist speziell zur Behandlung von Erkältungskrankheiten geeignet, weil es die **Einschleusung von Viren** in die Schleimhautzellen **verhindert** und die **Produktion neuer Viruspartikel** in den infizierten Zellen **unterbindet** (siehe Abbildung auf Seite 133). Vor allem an der Universität in Cleveland (Ohio/USA) wurden diese Effekte des Zinks untersucht.

Im Jahr 1996 haben die dortigen Wissenschaftler 100 Testpersonen behandelt. Innerhalb von 24 Stunden, nachdem sich bei ihnen die ersten Schnupfensymptome bemerkbar gemacht hatten, erhielten sie entweder Zink-Lutschtabletten oder ein Scheinmedikament (Placebo). Alle zwei Stunden sollten sie tagsüber eine Tablette lutschen. Diese enthielt etwa 13 mg Zink in Form der organischen Verbindung Zinkglukonat. Insgesamt gingen die meisten Schnupfensymptome in der Zink-Gruppe wesentlich schneller zurück als in der

Placebo-Gruppe. Die genauen Ergebnisse der Studie können Sie der Grafik auf Seite 130 entnehmen.

Zink-Nasengels befinden sich schon in der Erprobung.

Im Jahr 2003 wurde in Cleveland ein ähnlich gutes Ergebnis mit einem **Zink-Nasengel** erzielt. Da die Nasenschleimhaut die Haupteintrittspforte für Schnupfenviren ist, konnte das Zink hier direkt an Ort und Stelle seine antivirale Wirkung entfalten. Leider sind solche Nasengels zurzeit erst in der Erprobung und noch nicht auf dem Markt erhältlich.

Das sollten Sie beim Kauf von Zinkpräparaten gegen Erkältungen beachten:

- Nur mit **Lutsch- oder Brausetabletten** kann Zink im Mund-Rachen-Raum wirken.
- Achten Sie genau darauf, wann die **ersten Symptome** (Halsweh oder ein leichtes Kratzen) auftreten. Ab diesem Zeitpunkt lutschen Sie tagsüber alle zwei Stunden eine Tablette.
- Nehmen Sie die Tabletten so lange, bis die schlimmsten **Symptome zurückgehen**.
- Eine Tablette sollte mindestens **5 mg Zink** enthalten.
- Gefährliche Nebenwirkungen und Wechselwirkungen müssen Sie nicht befürchten. Allerdings kann bei längerer Anwendung ein **metallischer Geschmack** entstehen. Spezielle Fruchtaromen können ihn überdecken. Empfindliche Personen können auf Zink mit Verdauungsstörungen oder Bauchschmerzen reagieren. Dann sollten Sie die Behandlung abbrechen.
- Als geeignet haben sich vor allem **organische Zinkverbindungen** erwiesen – insbesondere Zinkglukonat. Dieser Wirkstoff ist z. B. enthalten in ABO-Pharma Zink-Vitamin-C-Kapseln (30 Lutschtabletten ca. 1,80 €, in Supermärkten), Topfit-Lutschtabletten (30 Stück ca. 2,60 €, in Apotheken) oder Zink-Glukonat-Lozenges (Fa. New Food, Postbus 22, NL-6590 AA Gennep, Tel.: 0031/4 85/53 08 60, Fax: 0031/485/53 02 51, www.newfoodinc.com, ca. 70 Lutschtabletten 9 € zzgl. Versandkosten).

Nur Lutsch- und Brausetabletten sind effektiv

Von insgesamt acht Studien, die den Effekt von Zink zur Linderung von Erkältungssymptomen untersucht haben, kommen allerdings nur vier zu einem positiven Ergebnis.

Der Studienleiter aus Cleveland, Dr. Sherif Mossad, erklärt das damit, dass in den negativen Studien entweder zu geringe Zink-Dosen verabreicht wurden, oder aber die getestete Zink-Verbindung nicht geeignet war. So kann z. B. das Spurenelement in Form von Zinkcitrat möglicherweise nicht dieselbe Antivirus-Aktivität entfalten wie das Zinkglukonat.

Wirksam ist vor allem Zinkglukonat.

Auf jeden Fall ist es wichtig, dass Sie Zink als Lutschtablette zu sich nehmen. Denn nur dann können im Mund-Rachen-Raum ausreichend hohe Zink-Konzentrationen erreicht werden, um die Viren zu stoppen. Alternativ können Sie auch auf Zink-Brausetabletten ausweichen. Trinken Sie dann die Flüssigkeit in kleinen Schlucken und spülen Sie damit ausgiebig die Mundhöhle. Um den Rachen zu benetzen, ist außerdem das Gurgeln mit einer solchen Zink-Brause ratsam. Was Sie beim Kauf entsprechender Zinkpräparate beachten sollten, entnehmen Sie bitte dem Kasten auf Seite 132.

So bekämpft Zink die Schnupfenviren

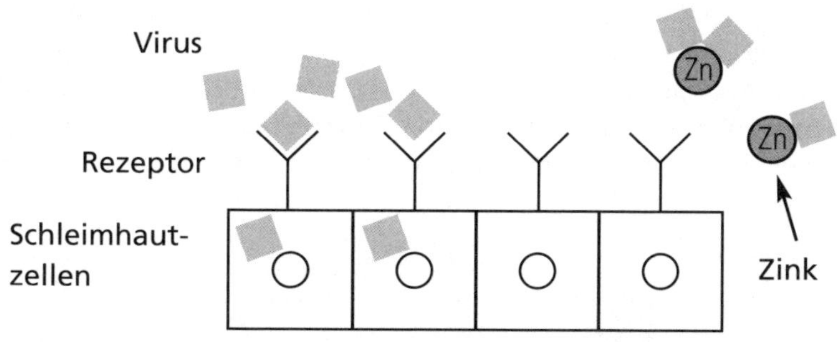

Schleimhautzellen besitzen einen Rezeptor, über den Schnupfenviren in sie eindringen können. In Anwesenheit von Zink lagern sich die Viren jedoch an das Metall an, der Rezeptor bleibt frei und die Zelle wird nicht infiziert.

Abwehrzellen brauchen spezielle Energielieferanten

Wie wichtig Vitamine und Mineralstoffe für die Schutzpolizei des Körpers sind, ist mittlerweile zumindest in Expertenkreisen hinlänglich bekannt. Regelmäßig unterschätzt wird dagegen immer noch die Rolle der **Aminosäuren**.

Das mag damit zusammenhängen, dass bei unserer eiweißreichen Ernährung ein Mangel theoretisch als unwahrscheinlich angesehen wird (Eiweißstoffe sind aus Aminosäuren aufgebaut). Doch leider zeigt sich in der Praxis oft ein anderes Bild. Vor allem bei älteren Menschen bestehen oft Defizite in der Aminosäureversorgung.

Die Rolle der Aminosäuren wird unterschätzt.

Für das Immunsystem wichtig sind vor allem die Aminosäuren **Glutamin** und **Arginin**. Ein großer Teil der Immunzellen – vor allem die im Darm – benutzt diese beide Aminosäuren als **Energielieferanten**. Das ist eine absolute Ausnahme, denn andere Körperzellen gewinnen ihre Energie aus Kohlenhydraten. Bei Abwehrschwäche sollten Sie daher mit Ihrem Therapeuten abstimmen, ob die Einnahme von Aminosäure-Präparaten mit **1 bis 2 g Arginin und Glutamin täglich** ratsam ist. Es ist wenig sinnvoll, vorsorglich sämtliche hier angesprochenen Vitalstoffe zusammen einzunehmen und dann zu glauben, die nächste Grippewelle könne kommen.

Ob die Mittel tatsächlich helfen, hängt auch damit zusammen, ob bei Ihnen ein Vitalstoffmangel vorliegt oder nicht. Das kann ein erfahrener Therapeut feststellen und dann die erforderlichen Maßnahmen ergreifen. Aber auch Sie selbst sind gefordert. Neben einer vitalstoffreichen Ernährung ist z. B. moderat betriebener Ausdauersport ein wichtiger Beitrag zur Immunstärkung. ■

Freie Radikale sind schuld an trüben Aussichten beim Grauen Star

Vitamin C und E senken Ihr Risiko um bis zu 70 %

Ob Zeitunglesen, Fernsehen oder im Internet surfen – unsere Augen müssen täglich Schwerstarbeit leisten. Der „Zahn der Zeit" nagt jedoch auch an den wichtigen Sehorganen und hinterlässt seine Spuren. Die Folgen sind typische **altersbedingte** Augenerkrankungen wie der **Graue Star** (**Katarakt**), der auf einer **Eintrübung der Augenlinse** beruht.

Ab einem Lebensalter von etwa 60 Jahren ist mehr oder weniger jeder Mensch davon betroffen. Bei jedem fünften Bewohner der westlichen Welt treten bis zum 75. Lebensjahr ernsthafte Sehprobleme auf, bei über 75-Jährigen verdoppelt sich die Anzahl nochmals.

Schon jetzt sind Linsenoperationen wegen Altersstar die bei uns am häufigsten vorgenommenen Eingriffe.

Linsenoperationen wegen Altersstar sind bei uns die am häufigsten vorgenommenen Eingriffe.

Das sind die Symptome des Grauen Stars:

- verschwommenes Sehen
- erhöhte Anfälligkeit für Blendung
- erhöhte Lichtempfindlichkeit
- matte und verschleierte Wahrnehmung

Doch es gibt kaum eine Erkrankung, bei der die **vorbeugende Wirkung von** antioxidativ wirkenden **Vitaminen** so gut belegt ist wie beim Grauen Star. Nutzen Sie also diese Chance, indem Sie rechtzeitig für eine ausreichende Zufuhr von Vitamin C und E sowie wertvollen pflanzlichen Carotinoiden sorgen.

Auch die Umwelt kann für schlechten Durchblick sorgen

Gleich der Objektivlinse eines Fotoapparats sorgt die hinter der Pupille gelegene Augenlinse dafür, dass wir jederzeit ein scharfes Bild von unserer Umwelt wahrnehmen (siehe Abbildung auf Seite 137).

Jeder Hobbyfotograf weiß jedoch, dass die teuerste Kamera nichts nützt, wenn das Objektiv verschmutzt ist.

Die Linse wird milchig und trübe.

Normalerweise stellt sich den durch die Augenlinse einfallenden Lichtstrahlen kein Hindernis in den Weg, da der überwiegend aus speziellen Eiweißen aufgebaute Linsenkörper eine klare und durchsichtige Struktur aufweist.

Verschiedene **Umweltfaktoren und Krankheiten** können die Linsenstruktur jedoch derart verändern, dass sie eine milchige, gräuliche Färbung annimmt (daher der Name Grauer Star). Das Sehvermögen nimmt immer stärker ab, im Extremfall bis zur vollständigen Erblindung.

Umweltfaktoren und Krankheiten, die den Grauen Star begünstigen:

- UV-Licht
- oxidativer Stress (freie Radikale)
- Vitaminmangel
- Rauchen
- Diabetes
- Kortisonbehandlungen

Hauptursache ist die UV-Strahlung

Wenngleich die genaue Ursache der im Alter auftretenden Linsentrübung, auch Altersstar genannt, bisher nicht bis ins Detail erforscht ist, besteht heute kein Zweifel mehr daran, dass **ultravioletter Strahlung** (UV-Licht, ein nicht sichtbarer Teil des Sonnenspektrums) eine zentrale Stellung bei der Entstehung der Augenkrankheit zukommt.

Vor allem die Augenlinse ist als das „Einfallstor“ des Lichts in den Körper einem wahren Bombardement dieser energiereichen Strahlung ausgesetzt. Dieser Energiehagel erzeugt beim Auftreffen auf die Linse hochaggressive Sauerstoffverbindungen, so genannte **freie Radikale**. Diese greifen das Linseneiweiß an und tragen damit zur Bildung des grauen Schleiers bei.

Vergleichbar einem Eiklar, das auf niedriger Flamme zubereitet wird und mit der Dauer der Wärmeeinwirkung eine weiße, undurchsichtige

Färbung annimmt, erzeugt der von Fachleuten als „**Photooxidation**" bezeichnete Prozess die typische Graufärbung der Linse. Die Gefährlichkeit der UV-Strahlen zeigt sich bei Völkern, die im Himalaya leben. Dort ist ein Katarakt schon im 10. bis 15. Lebensjahr keine Seltenheit. In den Gebirgshöhen werden die UV-Strahlen durch weniger Luft gefiltert und treffen mit größerer Energie auf die Linse.

Weitere Risiken: Rauchen und Medikamente

Neben UV-Licht lässt auch das **Rauchen** jede Menge freie Radikale entstehen. Aber auch **Diabetiker** und Personen, die **Kortisonpräparate** einnehmen, laufen Gefahr, frühzeitig an Grauem Star zu erkranken.

Doch in der Augenlinse sorgen eine Reihe von Substanzen dafür, dass diese nicht schutzlos den Angriffen durch UV-Licht und freie Radikale ausgesetzt ist. Hierbei handelt es sich in erster Linie um antioxidative Verbindungen wie **Vitamin C** und **E**, **Glutathion** und **Carotinoide**, die in der Lage sind, die reaktiven Radikale zu entschärfen. Unterstützt werden diese Substanzen durch spezielle antioxidative **Enzyme** (z. B. die Glutathionperoxidase).

Aufbau des Auges

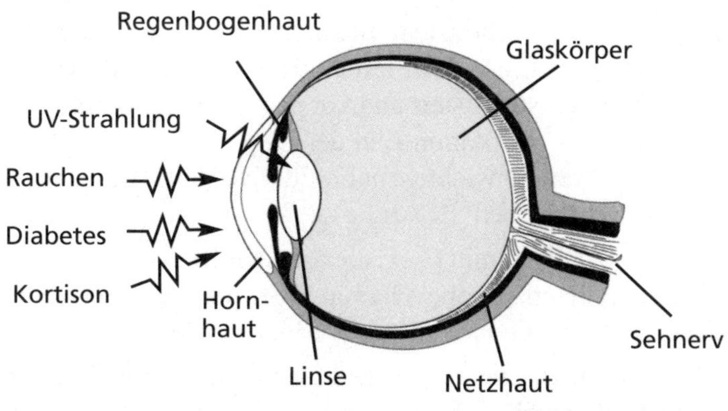

Die Augenlinse bündelt wie ein Kameraobjektiv die Lichtstrahlen auf der Netzhaut. Krankheiten und Umwelteinflüsse fördern ihre Eintrübung und somit die Entstehung des Grauen Stars.

Vitamin C senkt Ihr Risiko um 70 %

Vitamin C zählt zu den effektivsten wasserlöslichen Antioxidantien überhaupt. Auch für den Schutz der Augenlinse spielt das Vitamin eine herausragende Rolle. Neben dem Abfangen von Radikalen **absorbiert es UV-Licht** und **unterstützt** die Wirkung von **Vitamin E**.

Augenlinsen sind wahre Vitamin-C-Speicherkammern. So findet sich hier rund 60-mal mehr Vitamin C als im Blut. Allerdings nimmt der Gehalt mit zunehmendem Lebensalter stetig ab.

Augenlinsen sind wahre Vitamin-C-Speicherkammern.

Verschiedene groß angelegte Studien, vor allem an der Universität in Boston/USA konnten nachweisen, dass Personen mit hoher Vitamin-C-Aufnahme einem deutlich geringeren Risiko ausgesetzt sind, an Grauem Star zu erkranken. „Eine tägliche Zufuhr von mehr als **300 mg Vitamin C**", so die Wissenschaftler Dr. Weiß von der Augenklinik der Stadt Mannheim und Professor Biesalski von der Universität Hohenheim, „senkt das Kataraktrisiko um fast 70 %." Werden täglich 125 mg Vitamin C aufgenommen, reduziere sich das Erkrankungsrisiko immerhin noch um etwa 50 %.

Vitamin E schützt fettlösliche Linsenbestandteile

Vitamin E ist das wichtigste fettlösliche Antioxidans. Neben Eiweißen kommen in der Linse auch fettähnliche Bestandteile vor, die mit Hilfe von Vitamin E stabilisiert und vor dem „Ranzigwerden" bewahrt werden. Zusätzlich ist Vitamin E in der Lage, als eine Art Batterie zu dienen und eine weitere wichtige antioxidative Verbindung, das Glutathion, wieder „aufzuladen".

Ähnlich wie bei Vitamin C existieren auch für Vitamin E amerikanische Studien, die eine hohe Vitamin-E-Aufnahme mit einem geringeren Risiko für den Grauen Star in Verbindung bringen konnten.

So fanden kanadische Wissenschaftler heraus, dass Personen, die täglich **mindestens 400 I. E. Vitamin E** (entspricht 268 mg) in Form von Nahrungsergänzungsmitteln aufnahmen, ein um etwa 70 % geringeres Krankheitsrisiko aufwiesen als Personen, die keine Supplemente konsumierten.

Aber auch mit geringeren Mengen lassen sich bereits gute Ergebnisse erzielen. So leiden Menschen, die täglich etwa 40 mg Vitamin E aufnehmen, im Vergleich zu „Vitamin-E-Muffeln“ zu 55 % weniger an Grauem Star.

Carotinoide aus Obst und Gemüse filtern aggressive UV-Strahlung

Spezielle rote und gelbe Pflanzenfarbstoffe, die Carotinoide, entfalten ihre Schutzwirkung ebenso wie Vitamin E als fettlösliche Substanzen. Auch in der Augenlinse sind sie in geringen Mengen enthalten. Vor allem aggressives UV-Licht kann durch die Carotinoide abgeschirmt werden.

So verringern Sie Ihr Risiko für den Grauen Star

Neben reichlich Obst und Gemüse kann der möglichst tägliche Verzehr folgender Nahrungsmittel dazu beitragen, dass Sie auch ohne Nahrungsergänzungsmittel auf der sicheren Seite sind:

- Verwenden Sie häufiger Weizenkeimöl und Weizenkeime; beide enthalten sehr hohe Mengen an Vitamin E.
- Acerolasaft und Sanddornerzeugnisse versorgen Sie reichhaltig mit dem für die Augenlinsen wichtigen Vitamin C.
- Gemüsesäfte enthalten nicht nur eine Mischung verschiedener Carotinoide, sondern schmecken vor allem auch gut. Ein kleiner Schlag Sahne erhöht noch den Genuss und sorgt dafür, dass die fettlöslichen Schutzstoffe besonders gut vom Organismus aufgenommen werden können.

Mit einer solchen Ernährung sichern Sie sich die bestmögliche Versorgung mit den Augen schützenden Antioxidantien. Wer trotz allem lieber auf Nahrungsergänzungsmittel zurückgreifen möchte, sollte am besten zu einem Präparat greifen, das ein breites Spektrum verschiedener Antioxidantien enthält. Empfehlenswerte Produkte sind (ohne Anspruch auf Vollständigkeit):

- „Antioxidans plus Glutathion", Kyberg Pharma
- „OxyLyc", Wörwag Pharma
- „OrthoVision", Orthomol GmbH
- „Augenvitamine", Canea-Pharma

Alle genannten Produkte erhalten Sie in der Apotheke. Die Tagestherapiekosten liegen bei ca. 0,50 bis 1 €.

So zeigte sich in zwei Untersuchungen von Wissenschaftlern aus Boston, dass Männer, die besonders viel von den Pflanzenfarbstoffen mit der Nahrung zuführten, ein um 19 % geringeres Risiko aufwiesen, an Grauem Star zu erkranken, als ihre Geschlechtsgenossen, die nur wenig Carotinoide aufnahmen. Bei Frauen war dieser Schutzeffekt sogar noch deutlicher ausgeprägt. Allerdings zeigten die Forscher auch, dass **Beta-Carotin**, ein heutzutage in vielen Nahrungsergänzungsmitteln enthaltenes Carotinoid, einen **nur geringen bis überhaupt keinen Schutzeffekt gegen den Grauen Star** aufwies.

Studie: Carotinoide senken das Risiko um 19 %.

Antioxidantien in der Nahrung sind der beste Schutz

Demgegenüber traten zwei bisher von der Forschung nur wenig beachtete Carotinoide, **Lutein** und **Zeaxanthin**, ins Rampenlicht und erwiesen sich als die wirksamste Abwehrbarriere gegen die Linsentrübung.

Vor allem **Brokkoli** und **Spinat**, aber auch **Grünkohl**, **Rosenkohl**, **Erbsen**, **Kürbis** und **Kopfsalat** sind reich an diesen Schutzstoffen, weshalb die Experten raten, sich mindestens einmal täglich solche Gemüsesorten schmecken zu lassen.

Eine Ernährungsweise, die allgemein wenig Obst und Gemüse enthält, erhöhe laut Dr. Weiß und Professor Biesalski das Kataraktrisiko etwa um das Sechsfache.

Trotz intensiver Forschungsarbeiten wissen die Experten bisher allerdings nicht, in welchen Mengen und wie lange die einzelnen Antioxidantien zugeführt werden müssen, um einen optimalen Linsenschutz zu erreichen. Sie sollten nicht so lange warten, bis endgültige Klarheit darüber herrscht, sondern bereits jetzt mit einer antioxidantienreichen Ernährung beginnen. Einige Tipps dazu finden Sie im Kasten 139. ■

Zink, Biotin und Traubensilberkerze: Die besten Naturheilmittel, wenn sich Ihre Haare dünne machen

Schließen Sie Nährstoffmängel und Arzneimittel als Ursache aus, bevor Sie zu Wachstumsmitteln greifen

Es gibt wohl kaum eine Erkrankung, die medizinisch gesehen ungefährlicher ist als der Haarausfall. Dennoch leiden die betroffenen Frauen und Männer darunter psychisch so stark, dass ihnen fast jedes Mittel recht ist, um den schleichenden Rückgang der Haarpracht zu stoppen.

Doch kaum ein Produkt, das auf dem Markt ist, ist wirklich sein Geld wert – fallen Sie nicht auf die Versprechungen der vielen Anbieter angeblicher Wundermittel herein. Wenn Sie selbst betroffen sind, sollten Sie lieber einmal in Ruhe überlegen, was die wahren Ursachen Ihres Haarverlustes sein könnten. Leiden Sie eventuell an **Stress und Überlastung**? Könnten Ihre **Medikamente**, die Sie wegen einer chronischen Krankheit einnehmen, möglicherweise die Ursache sein? Oder kommen **Ernährungs- und Vitalstoffmängel** in Frage?

Täglich 100 Haare weniger ist normal

An Haarausfall leiden in Deutschland fast 40 Millionen Frauen und Männer. Letztere sind in einer Hinsicht sicherlich besser dran: Beim männlichen Geschlecht gelten „Geheimratsecken" oder auch eine schon ausgeprägte Glatze als normale Alterserscheinung, und der gesellschaftliche Druck, etwas dagegen zu unternehmen, ist weniger stark. Bei Frauen dagegen ist der Leidensdruck meist wesentlich größer. Denn schütteres Haar ist mit dem gängigen weiblichen Schönheitsideal kaum zu vereinbaren.

Jeder 2. Deutsche hat Haarausfall.

Aber ab wann kann überhaupt von krankhaftem Haarausfall gesprochen werden? Auf der gesamten Kopfhaut wachsen immerhin bis zu 150.000 Haare. Völlig normal ist es, wenn Ihnen davon **täglich etwa**

100 verloren gehen. Keine Sorge, sie wachsen nach einer kurzen Ruhephase der Haarwurzeln in der Regel bald wieder neu.

Männliche Hormone können schuld sein

Kritisch wird es dagegen, wenn Sie **länger als vier Wochen** mehr als 100 Kopfhaare pro Tag verlieren. Dann sollten Sie einschreiten, denn dieser Verlust lässt sich auf Dauer nicht ausgleichen.

Mögliche Formen des Haarausfalls sind:

- kreisrunder Haarausfall
- diffuser Haarausfall
- hormonell beeinflusster („androgenetischer") Haarausfall

Beim **kreisrunden Haarausfall** ist der Haarverlust auf eng umgrenzte Gebiete der Kopfhaut beschränkt. Als Ursache wird eine fehlgeleitete Immunreaktion vermutet.

Dagegen können beim **diffusen Haarausfall** sämtliche Bereiche betroffen sein. Hier sind die Haarwurzeln oft nicht ausreichend mit Nährstoffen versorgt.

Die mit Abstand häufigste Form ist der **hormonell bedingte Haarausfall**. Schuld daran sind vor allem männliche Hormone (Androgene). Durch eine erbliche Vorbelastung reagieren die Wachstumszonen der Haare (siehe Grafik rechts) empfindlich auf die Hormone und stellen die

So wächst ein Haar

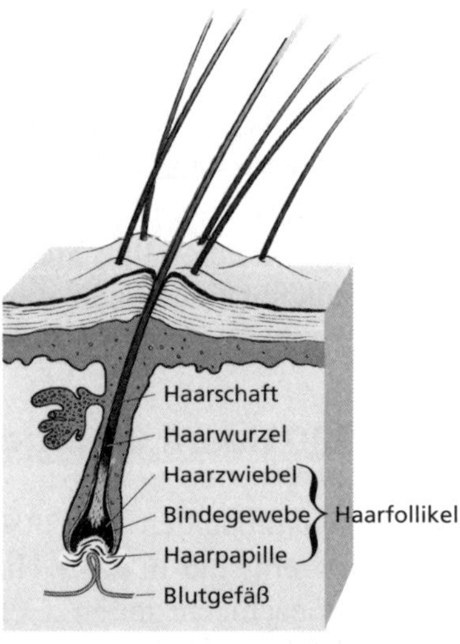

Haare wachsen in speziellen Hautorganen, den Follikeln, heran. Dabei verhornen die Zellen der Haarwurzel immer mehr und werden langsam nach oben geschoben. Wichtig für das Wachstum ist die Haarpapille. Sie versorgt die Haarwurzel mit Nährstoffen. Ihr Gewebe ist sehr stoffwechselaktiv und daher auch extrem anfällig bei Vitalstoffmängeln.

Haarproduktion ein. Da Androgene (z. B. das Testosteron) auch im Organismus von Frauen produziert werden, können auch sie von dieser Form betroffen sein.

Typische Kennzeichen des androgenetischen Haarausfalls sind „Geheimratsecken" und erste lichte Stellen am Hinterkopf bei Männen. Allerdings ist dieses Muster bei Frauen weniger deutlich ausgeprägt, und die Haare lichten sich vor allem am Scheitel.

Bei Frauen lichten sich die Haare vor allem am Scheitel.

Wenn Ihnen die Haare ausgehen, sollten Sie zunächst überprüfen, ob eventuell äußere Faktoren wie Arzneimittel, Stress oder Ernährungsmängel die Ursache sein können (siehe auch Kasten auf Seite 144). Schuld können aber auch **innere Erkrankungen** sein.

Diese Krankheiten können zu Haarausfall führen:

- Schilddrüsenerkrankungen
- entzündliche Hauterkrankungen (z. B. Lupus erythematodes, Ekzeme)
- Anämie (Blutarmut)
- Infektionen (z. B. Borreliose)
- hohes Fieber (über mehrere Tage)
- Magen-Darm-Erkrankungen (mit verminderter Nährstoffaufnahme)
- Eierstockzysten

Bewährte Vitalstoffe bei Haarausfall

Vitalstoff	Tagesdosis
Biotin	2,5 bis 5 mg
Pantothensäure	100 bis 1.000 mg
Vitamin B_6	2 bis 5 mg
Vitamin E	200 bis 400 I. E.
Zink	15 bis 25 mg
Cystein	100 bis 200 mg
Methionin	100 mg

Suchen Sie Ihren Therapeuten auf. Er kann feststellen, ob die genannten Grundleiden Ihren Haarausfall auslösen.

Sind Sie ausreichend mit Zink versorgt?

Sehr häufig verbergen sich hinter Haarverlust **unerkannte Vitalstoffmängel**. In der Tabelle links finden Sie die Tagesdosen von Vitalstoffen, die sich bei Haarausfall bewährt haben. Achten Sie ganz besonders auf Ihre Versorgung mit dem Spurenelement **Zink**. Mediziner des Necker-Hospitals in Paris konnten 1988 zeigen, dass Zink die schädliche Testosteron-Wirkung in der Haarwurzel unterdrückt – ähnlich wie das wissenschaftlich erprobte Haarwuchsmittel Propecia®. Mehrere Studien weltweit haben seitdem ergeben, dass Zink (2 x täglich 10 bis 20 mg über einen Zeitraum von zwei bis sechs Monaten) die beginnende Glatzenbildung stoppen kann.

Mit Zink stoppen Sie den Haarausfall.

Wenn Sie ein **Zinkpräparat** anwenden, sollten Sie es etwa eine Stunde vor einer Mahlzeit einnehmen. Das erhöht seine Bioverfügbarkeit.

Biotin ist ein Vitamin für die Haare

Als spezielles „**Haarvitamin**“ gilt das zu den B-Vitaminen zählende **Biotin**. Es unterstützt viele Stoffwechselreaktionen, die auch für das Haarwachstum wichtig sind, und fördert den Einbau schwefelhaltiger Aminosäuren, die der Haarstruktur Festigkeit verleihen.

Wie viele andere Vitamine wirkt Biotin im Körper als so genanntes **Coenzym**. Das bedeutet, es ist an Enzyme (biologisch aktive Eiweißstoffe) gekoppelt, die im Stoffwechsel wichtige chemische Reak-

Mögliche Ursachen, wenn sich Ihre Haare lichten

- **Arzneimittel:** Chemotherapeutika bei Krebspatienten sowie eine Reihe gängiger Wirkstoffe, z. B. Antiepileptika, Cholesterinsenker, blutverdünnende Mittel (z. B. Marcumar®), Betablocker und Schilddrüsenmedikamente, können zu Haarausfall führen.
- **Hormone:** Während Umstellungsphasen (Schwangerschaft, Wechseljahre, Absetzen von Hormonpräparaten) kommt es leicht zu Haarverlusten.
- **Umweltgifte:** Vor allem Schwermetalle (Blei, Cadmium, Quecksilber) können das Haarwachstum empfindlich stören.
- **Stress:** Psychische Belastungen führen häufig zu Haarausfall.
- **Ernährungsmängel:** Im Rahmen von „Crash-Diäten“, bei denen mehrere Kilo pro Woche abgespeckt werden, ist Haarausfall an der Tagesordnung. Aber auch schleichende Vitalstoffmängel durch zu wenig Obst, Gemüse oder Vollkornprodukte können langfristig das Haarwachstum bremsen.
- **Falsche Haarpflege:** Unverträglichkeiten von Shampoos, Färbemitteln oder bei Dauerwellen, straff zusammengebundene Haare.

tionsschritte beschleunigen. Ohne die Coenzyme können diese Reaktionen nicht ablaufen. Die durchschnittliche Aufnahme mit der Nahrung liegt bei etwa **50 bis 100 µg Biotin** täglich. Da es bei dieser Menge normalerweise nicht zu Mangelerscheinungen kommt, wird sie als ausreichende Tagesdosis angesehen. Es gibt aber auch Situationen, in denen Ihr Biotinbedarf erhöht ist.

Wann brauchen Sie mehr Biotin?

- in Schwangerschaft und Stillzeit
- bei längerfristiger Einnahme von Antibiotika
- während einer Chemotherapie
- bei Lebererkrankungen
- als Dialysepatient
- bei Dünndarmerkrankungen
- bei andauerndem Alkoholmissbrauch

Neben Rinder- und Schweineleber sowie Eiern, die Sie aber nicht täglich essen sollten, sind vor allem Haferflocken und Nüsse sehr biotinhaltig. Ein Nuss-Müsli aus 100 g Haferflocken und 20 g Nüssen deckt Ihren täglichen Biotinbedarf bereits zur Hälfte.

B-Vitamine fördern einen kräftigen Haarwuchs

Von Bedeutung ist außerdem das **Vitamin B$_6$**. Es verhindert überhöhte Zinkverluste des Körpers über die Niere. Da jedoch die meisten B-Vitamine Hand in Hand zusammenarbeiten, ist es am sinnvollsten, wenn Sie als Präparat einen so genannten Vitamin-B-Komplex einnehmen. Das sind sämtliche B-Vitamine in einem ausgewogenen Verhältnis gemischt. Solche Präparate erhalten Sie in Apotheken und Drogeriemärkten. Die Monatstherapiekosten liegen für Zink, Biotin und den Vitamin-B-Komplex zusammen bei etwa 10 bis 20 €.

Am besten ist ein Präparat mit allen B-Vitaminen zusammen.

In besonders hartnäckigen Fällen können Sie diese Vitalstoffe noch durch die **schwefelhaltigen Aminosäuren Cystein** und **Methionin** ergänzen. Sie sind entscheidend am Aufbau der Haarproteine beteiligt.

Diese Vitalstoffe können Sie über eine Apotheke oder direkt im Versandhandel beziehen. Die Therapiekosten betragen hier pro Monat etwa 10 bis 15 €.

Spätestens nach 6 Monaten sollten sich Erfolge einstellen.

Nehmen Sie die Präparate etwa drei bis sechs Monate lang. Wenn sich danach keine Besserung zeigt, beruht Ihr Haarausfall mit großer Wahrscheinlichkeit nicht auf einem Vitalstoffmangel. Sprechen Sie dann mit Ihrem Arzt, welche Behandlung für Sie in Betracht kommt.

Traubensilberkerze kann synthetische Haarwuchsmittel ersetzen

Nur wenige Substanzen, die sich auf dem Haarwuchsmittel-Markt tummeln, haben ihre Wirksamkeit tatsächlich wissenschaftlich belegen können. Dazu zählen z. B. die verschreibungspflichtigen Präparate **Propecia®** (nur für Männer) und **Regaine®**, das für Männer und Frauen zugelassen ist. Allerdings kann es bei der Anwendung dieser Präparate zu **Nebenwirkungen** wie sexueller Unlust, Potenzstörungen oder Hautreizungen kommen. Bei Frauen, die mit Regaine® behandelt werden, sprießen in seltenen Fällen auch die Barthaare.

Wesentlich verträglicher, aber von gleicher Wirkung ist dagegen ein pflanzliches Präparat, das Extrakte der **Traubensilberkerze** (Cimicifuga racemosa) enthält (Handelsname: CiMi®, Monatsbedarf etwa 20 €). Dermatologen der Universität Bochum haben das rezeptfreie Tonikum im Jahr 2003 an 20 Patienten mit hormonell bedingtem Haarausfall über ein halbes Jahr lang getestet. Ihr Fazit: „Das Wirkungsergebnis ist als hervorragend zu bezeichnen." Es waren wieder deutlich mehr Haare in die Wachstumsphase eingetreten als vor der Behandlung, und auf bereits gelichteten Stellen wuchsen neue Haare nach. Der Extrakt ist für Männer und Frauen gleichermaßen geeignet. Cimicifuga hat östrogenartige Wirkungen und wird bereits seit langem gegen Beschwerden in den Wechseljahren eingesetzt.

Für welche Behandlungsform Sie sich auch entscheiden: Fast immer gelingt es, den Haarausfall zumindest zu stoppen. Daher ist es wichtig, so früh wie möglich mit der Behandlung zu beginnen. In vielen Fällen können kahle Stellen sogar wieder mit neuen Haaren bedeckt werden. ■

Mit welchen Vitalstoffen Sie Herz und Gefäße wirksam schützen

Antioxidantien wie Vitamin C, Beta-Carotin und Selen neutralisieren freie Radikale, die die Gefäßwände angreifen – außerdem wichtig: Folsäure und Arginin

Die Bedeutung einer fettarmen Ernährung für die Gesundheit von Herz und Gefäßen ist mittlerweile zum Allgemeingut geworden. Davon hat sicherlich jeder schon einmal gehört – wenn es auch im Alltag mit der Umsetzung oft noch hapert.

Doch Fette und Cholesterin sind nur die eine Seite der Herzkrankheiten. Seit Ende der 1960er Jahre haben vor allem die Arbeiten des zweifachen Nobelpreisträgers **Linus Pauling** (1901 – 1994), des Pioniers der „Vitamin-Medizin" (orthomolekulare Medizin), immer deutlicher gemacht, wie ein Vitaminmangel die Entstehung von Herz- und Gefäßkrankheiten fördern kann.

Vitaminmangel fördert die Entstehung von Herzkrankheiten.

Pauling, der an verschiedenen Universitäten in Kalifornien lehrte, erhielt seine zwei Nobelpreise übrigens nicht für seine Arbeiten über Vitamin C, die er erst spät begann. 1954 wurde ihm der Chemie-Nobelpreis für die Entschlüsselung chemischer Bindungen in Eiweißstoffen verliehen, 1962 der Friedensnobelpreis für seinen Einsatz gegen Kernwaffentests.

Der Forschungsstand bezüglich des Gefäßschutzes durch Vitamine und Vitalstoffe lässt noch einige Fragen offen. Wie in den meisten anderen Bereichen der Medizin ist die Studienlage nicht immer so eindeutig, wie uns die Pharma-Industrie oder auch die Vertreiber von Vitalstoffpräparaten glauben machen möchten. Dennoch lassen sich aus den bisher vorliegenden Daten bereits erste Einsatzempfehlungen ableiten.

Vitamin C entspannt die Blutgefäße und senkt den Blutdruck

Dass Vitamin C ein Schutzfaktor für die Blutgefäße ist, zeigt sich allein schon daran, dass ein Mangel zu der einst unter Seefahrern gefürchteten **Skorbut-Krankheit** führt. Skorbut ist u. a. gekennzeichnet durch innere Blutungen aufgrund „undichter“ Blutgefäße. Speziell vor Arteriosklerose schützt das Vitamin durch verschiedene Eigenschaften: Zum einen wirkt es als **Radikalfänger** (Antioxidans) und bewahrt so das im Blut zirkulierende LDL-Cholesterin vor der Oxidation, also der Reaktion mit Sauerstoff. Nach neuesten Theorien ist nämlich vor allem oxidiertes LDL an der Entstehung der Arteriosklerose-Plaques beteiligt.

Diese Tagesdosen haben sich in Studien bewährt:

Vitamin C	200 bis 500 mg
Vitamin E	100 bis 200 I. E. (70 bis 140 mg)
Beta-Carotin	25 mg
Selen	100 µg
Folsäure	0,5 mg
Vitamin B_{12}	0,5 mg
Omega-3-Fettsäuren	1 g

Diese Tagesdosen können Sie in der Regel nur durch Nahrungsergänzungspräparate erreichen (Bezugsquellen siehe Seite 193). Ob es sinnvoll ist, sich die aufgeführten Vitalstoffe in einer festen Kombination zuzuführen, ist bisher wissenschaftlich nicht geklärt. Die meisten Studien untersuchen lediglich einen oder höchstens zwei Stoffe. Kombinationspräparate wurden bisher nicht analysiert, da dann nicht klar ist, welcher Einzelkomponente die beobachtete Wirkung zuzuschreiben ist.

Sinnvoll erscheint es auf jeden Fall, Vitamin C nicht ohne Vitamin E einzunehmen, da das eine im wässrigen Milieu und das andere im Bereich der fettreichen Zellmembranen als Antioxidans wirkt. Außerdem kann Vitamin C verbrauchtes Vitamin E regenerieren.

Ähnliches gilt für Vitamin E und Omega-3-Fettsäuren: Die ungesättigten Bindungen der Fettsäuren reagieren sehr leicht mit Sauerstoff, sodass im Allgemeinen eine zusätzliche Einnahme von Vitamin E als Schutz empfohlen wird.

Es ist außerdem sinnvoll, regelmäßig Ihre Selen-, Vitamin- und Homocysteinspiegel überprüfen zu lassen, um die Therapie in Absprache mit Ihrem Arzt entsprechend ausrichten oder variieren zu können. Nebenwirkungen sind bei den genannten Vitamindosen nicht zu erwarten. Omega-3-Fettsäuren sollten Sie wegen ihrer gerinnungshemmenden Wirkung nicht ohne ärztliche Absprache zusammen mit Medikamenten wie Marcumar® oder Aspirin® einnehmen.

Darüber hinaus **senkt** Vitamin C aber auch **den Gesamtcholesterinspiegel** und **reduziert den Blutdruck**, indem es die Blutgefäße elastischer macht. In einer Studie der Universität Helsinki aus dem Jahr 1997 konnte gezeigt werden, dass Personen, die an einem Vitamin-C-Mangel litten, ein fast vierfach erhöhtes Risiko für Herzinfarkte aufwiesen. Mediziner der Universität von Kalifornien in Los Angeles konnten 1992 an 11.000 Amerikanern belegen, dass die tägliche Einnahme von **200 bis 500 mg Vitamin C** das Risiko für koronare Herzerkrankungen um bis zu 50 % senkte.

Vitamin E und Vitamin C ergänzen sich in ihrer Wirkung

Das fettlösliche Vitamin E wirkt ähnlich wie Vitamin C als **Antioxidans** und verhindert so die Entstehung von Arteriosklerose. Darüber hinaus hemmt es die Zusammenklumpung der Blutplättchen und kann somit die Bildung gefährlicher **Blutgerinnsel verhindern**, die als Thrombosen die verengten Blutgefäße verstopfen. Das Vitamin hemmt außerdem das Wachstum von Muskelzellen, die die Blutgefäße umgeben und an der Plaquebildung beteiligt sein können.

Vitamin E verhindert die Bildung gefährlicher Blutgerinnsel.

Zwei Studien aus dem Jahr 1993, die an der Harvard Universität in Boston/USA durchgeführt wurden, konnten den Gefäßschutz durch Vitamin E eindrucksvoll belegen: die **Nurses Health Study** mit mehr als 80.000 Krankenschwestern und die so genannte **Health Professionals Follow up Study** mit 40.000 männlichen Angehörigen medizinischer Berufe. Die Einnahme von 100 bis 200 I. E. (Internationale Einheiten; etwa 70 bis 140 mg) Vitamin E reduzierte das Risiko für Herzkrankheiten bei Frauen um 41 % und bei Männern um 37 %.

Beta-Carotin und Selen: ein starkes Team gegen freie Radikale

Beta-Carotin ist die Vorstufe von Vitamin A und eines der wichtigsten Antioxidantien, die wir mit der Nahrung aufnehmen. Sein Partner mit ähnlichen antioxidativen Aufgaben auf Seiten der Mineralstoffe ist das **Selen**. Beide haben in Studien bewiesen, dass sie eine positive Wirkung bei Herzerkrankungen haben. Im Laufe der „Physicians Health Study“ der Harvard Universität erhielten im Jahr 1991 fast 500 Ärzte, die an Angina pectoris litten oder bereits eine Bypass-Operation hinter sich hatten, jeden zweiten Tag 50 mg Beta-Carotin. Im Vergleich zu einer Gruppe ohne Beta-Carotin nahm die Häufigkeit von Schlaganfällen oder Herzinfarkten um jeweils 54 % ab.

54 % weniger Herzinfarkte durch Beta-Carotin.

Die Wirkung von **Selen** haben finnische Mediziner an der Universität von Oulu im Jahr 1989 untersucht. Etwa 40 Patienten, die gerade einen Herzinfarkt erlitten hatten, wurden ein halbes Jahr lang mit **100 µg Selen täglich** versorgt. In einer gleich großen Kontrollgruppe ohne Selen-Präparate starben in der Zeit vier Patienten an einem erneuten Herzinfarkt, in der Selengruppe dagegen keiner.

Folsäure, Vitamin B_6 und B_{12} geben Homocystein keine Chance

Neben dem Cholesterin und anderen Blutfetten gilt ein weiterer Inhaltsstoff des Blutes als Risikofaktor für Gefäßleiden: **Homocystein**. Leider wird diesem Stoff in der Medizinlandschaft momentan noch zu wenig Aufmerksamkeit gewidmet. In der normalen Blutanalyse wird er nicht bestimmt, und Sie müssen den Test als Privatleistung aus eigener Tasche bezahlen.

Homocystein ist ein Abbauprodukt aus dem Stoffwechsel schwefelhaltiger Aminosäuren, das sich im Blut anreichern kann. Sein Wert sollte 10 µmol/l Blut nicht überschreiten. Sonst steigt beispielsweise das Risiko für Arteriosklerose fast um das Siebenfache an.

So helfen Vitamine und Vitalstoffe Ihren Gefäßen

- **Vitamin C:** Schutz vor freien Radikalen, Abbau des gefäßschädigenden Cholesterins, gefäßerweiternde und blutdrucksenkende Wirkung
- **Vitamin E:** Schutz vor freien Radikalen, Gerinnungshemmung, Verhinderung der Plaquebildung
- **Beta-Carotin und Selen:** Schutz vor freien Radikalen
- **Folsäure, Vitamine B_6 und B_{12}:** Abbau von gefäßschädigendem Homocystein
- **Omega-3-Fettsäuren:** Senkung der Triglyceride im Blut, Gerinnungshemmung, Entzündungshemmung, Blutdrucksenkung

Wenn keine (äußerst seltene) erbliche Vorbelastung besteht, lässt sich ein erhöhter Homocysteinspiegel relativ leicht durch die Gabe von **Folsäure sowie Vitamin B_6 und B_{12}** zurückdrängen, denn diese Vitamine sind maßgeblich am weiteren Abbau des Gefäßschädlings beteiligt.

Mediziner der Universität Oxford/Großbritannien haben im Jahr 2000 sämtliche bisher verfügbaren Studien zu Homocystein analysiert. Sie kamen zu dem Schluss, dass die Gabe von täglich mindestens **0,5 mg Folsäure und 0,5 mg Vitamin B_{12}** den Homocysteinspiegel um bis zu ein Drittel absenken kann. Eine zusätzliche Gabe von 16 mg Vitamin B_6 hat dagegen nach dieser Untersuchung keinen zusätzlichen Effekt.

Hohe Homocysteinwerte steigern das Gefäßrisiko.

Fischölfettsäuren sind das Geheimnis der Eskimos

Eskimos waren es, die die Forscher auf die Spur von gefäßschützenden Nahrungsbestandteilen brachten: Sie ernähren sich fast ausschließlich von fettem Fleisch und Fisch. Trotz des hohen Fettanteils in ihrer Nahrung spielt der Herzinfarkt bei Eskimos als Todesursache nur eine untergeordnete Rolle.

Als Schutzstoff erwiesen sich die **ungesättigten Fettsäuren** aus Kaltwasserfischen wie Makrele oder Hering. Chemisch werden sie als **Omega-3-Fettsäuren** bezeichnet. Sie sind Hauptbestandteil der Fischölkapseln, die Sie in Apotheken, Drogerien und mittlerweile sogar auch im Supermarkt kaufen können. Omega-3-Fettsäuren bilden im Körper ein wichtiges Gegengewicht zu einer anderen Stoffklasse, den Omega-6-Fettsäuren, die in zu hohen Konzentrationen Entzündungsprozesse und auch Arteriosklerose fördern können.

Diese Wirkungen haben Fischöle auf das Gefäßsystem:

- Verhinderung von Entzündungsreaktionen an den Blutgefäßen
- ausgleichende Wirkung auf den Herzrhythmus
- Verhinderung von Thrombosen
- Senkung der Neutralfette (Triglyceride) im Blut
- Senkung des Blutdrucks

Omega-3-Fettsäuren wirken genauso gut wie gefäßschützende Medikamente

Es gibt kaum eine Substanz in der orthomolekularen Therapie, deren Wirksamkeit bei Gefäßleiden so gut belegt ist wie die von Omega-3-Fettsäuren.

Bereits 1994 konnten britische Wissenschaftler zeigen, dass der reichliche Verzehr von Kaltwasserfischen die Rückfallrate bei Herzinfarktpatienten um fast 30 % reduziert. Besonderes Aufsehen erregte jedoch im Jahr 1999 die so genannte GISSI-Studie aus Italien, in die über 11.000 Herzinfarktpatienten einbezogen worden waren. Alle erhielten weiterhin ihre nach einem Infarkt üblicherweise verordneten Medikamente wie Beta-Blocker oder Gerinnungshemmer.

Die Patienten bekamen jedoch zusätzlich **1 g Omega-3-Fettsäuren pro Tag** oder ein Scheinmedikament (Placebo). Nach dreieinhalb Jahren war das Sterberisiko in der Fischölgruppe gegenüber der Placebo-Gruppe um 20 % gesunken. Hochgerechnet auf 1.000 Herzinfarktpatienten, könnten durch Fischöl pro Jahr sechs Leben gerettet werden.

Eine Studie an über 11.000 Patienten belegt die Wirkung.

Das Überraschende war, dass dieser Effekt zusätzlich zu den in beiden Gruppen genommenen Herzmedikamenten zu Stande kam. Der Therapieerfolg sei größer, so der Herzspezialist Professor Robert Vogel von der Universität Baltimore/USA, „als jemals in Studien mit Pharmaka zu sehen gewesen ist“.

Stickstoffmonoxid entspannt die Gefäße

Stickstoffmonoxid (NO) ist eines der wichtigsten Schutzsysteme der Gefäßwand. Tatsächlich ist die Zahl der Studien, die dem kleinen Molekül positive Eigenschaften für die Gefäßwände attestieren, kaum mehr zu überschauen.

Am bekanntesten und bedeutsamsten ist die **entspannende Wirkung** von Stickstoffmonoxid **auf die Blutgefäße**. Das Molekül lässt die Muskelzellen in den Arterien erschlaffen, was zu einer Erweiterung der Gefäße führt. Patienten mit Angina pectoris profitieren von diesem Effekt seit langem. Wann immer sie von entsprechenden Symptomen geplagt werden, greifen sie zu entsprechenden „Nitro-Präparaten“. Diese setzen

NO frei, die Engstellen der Blutgefäße weiten sich, und den Patienten geht es spürbar besser.

So schützt Stickstoffmonoxid Ihre Blutgefäße:

- verminderte Zusammenballung von Blutplättchen (geringeres Thromboserisiko)
- geringe Durchlässigkeit der Gefäßwand für Cholesterin
- Abfangen freier Radikale
- geringere Einwanderung von Entzündungszellen in geschädigte Gefäßwände
- Erweiterung verengter Blutgefäße

Arginin macht Herzpatienten leistungsfähiger

Im Körper wird das gefäßerweiternde NO vor allem aus der Aminosäure Arginin gewonnen. Und wenn NO derart positive Wirkungen auf die Gefäßwände entfaltet, dann liegt es nahe, mit einer „Extraportion" Arginin die NO-Bildung anzukurbeln und so der Arterienverkalkung entgegenzuwirken. Für Professor John Cook von der Universität Stanford in Kalifornien könnte **Arteriosklerose** vielleicht sogar eine regelrechte **„Arginin-mangel-Krankheit"** sein.

Die Aminosäure Arginin verhindert Arteriosklerose.

Mehr als 20 veröffentlichte Studien, die bislang am Menschen durchgeführt wurden, sprechen eine klare Sprache: Arginin kann in hoher Dosierung zur Verbesserung arteriosklerotisch bedingter Gefäßstörungen beitragen. In einigen Fällen kam es unter der Arginintherapie sogar zu einer **Senkung des** „schlechten" **LDL-Cholesterins**, während sein „guter" Gegenspieler, das HDL, unverändert blieb.

Beachtenswert ist auch die **bessere Belastbarkeit bei Angina-pectoris-Patienten**, wie eine Untersuchung an der Universität Minnesota in Minneapolis/USA im Jahr 2001 ergab. Trotz der vielversprechenden Resultate muss einschränkend erwähnt werden, dass bislang noch keine Daten vorliegen, ob sich mit einer erhöhten Argininzufuhr auch über mehrere Jahre positive Effekte erzielen lassen.

Achten Sie auf eine ausreichend hohe Dosierung

Inzwischen haben leider auch findige (oder windige?) Geschäftemacher den Braten „Arginin" gerochen: Speziell für Arteriosklerose-Patienten zusammengestellte Nahrungsergänzungsmittel werden mit Arginin versetzt und dem Kunden für teures Geld verkauft.

Viele Präparate sind unterdosiert.

Die Experten sind sich jedoch aufgrund der bisherigen Studienergebnisse einig: Um positive Effekte für die Blutgefäße zu erzielen, ist eine über den Tag verteilte **Zufuhr im Bereich von 6 bis 8 g**, vielleicht sogar mehr als 10 g erforderlich. **Niedrigere Mengen** (0,5 bis 1,0 g), wie sie in vielen Präparaten auf dem Markt zu finden sind, sind daher **in ihrer Wirkung begrenzt**. Zum Vergleich: Mit der normalen Nahrung nehmen Sie täglich bereits etwa 5 g Arginin zu sich. Sie sehen: Das Geld für unterdosierte Präparate können Sie sich sparen.

Sie können Arginin auch als Einzelsubstanz über den Versandhandel (Adressen siehe Seite 193) oder eine Apotheke beziehen. Die Tagestherapiekosten für 6 bis 8 g liegen dann bei etwa 1,30 €. Nebenwirkungen sind für diese natürliche Substanz nicht zu befürchten. Erst ab Mengen von 20 g Arginin pro Tag kann es zu Magenproblemen kommen. ■

Das sollten Sie über Arginin wissen

- Arginin ist eine natürliche Aminosäure, die der Körper selbst herstellen kann oder die über die Nahrung aufgenommen wird.
- Im Körper ist es die einzige Substanz, aus der auf enzymatischem Weg das gasförmige Stickstoffmonoxid (chemisches Kürzel: NO) gebildet werden kann.
- NO hat vielfältige positive Eigenschaften auf die Blutgefäße: Es senkt den Blutdruck, verringert die Thrombosegefahr und schützt vor gefährlichen Gefäßablagerungen (Arteriosklerose).
- In vielen Studien hat sich die Gabe von Arginin als positiv erwiesen, um die NO-Effekte im Körper zu verstärken. Die Tagesdosen müssen dann aber mindestens 6 g betragen.

Diese Mikronährstoffe sind für Ihre Immunabwehr unverzichtbar

Wichtig sind darüber hinaus Ballaststoffe und Sauermilchprodukte, um Ihre Darmflora zu stärken

Insgesamt besteht unser Immunsystem aus fast 10 Billionen Zellen, die extrem stoffwechselaktiv sind. Alle Immunzellen zusammen wiegen immerhin fast 2 Kilogramm. Und die wollen gut ernährt werden, um ihre Aufgaben erfüllen zu können.

Tatsächlich ist eine **mangelhafte Ernährung** mit zu wenig Vitalstoffen und Proteinen die Hauptursache, wenn Ihre Immunabwehr nicht mehr richtig funktioniert.

Vitamin C wirkt nur vorbeugend

Vor allem **ältere Menschen**, denen es oft an Appetit mangelt oder deren Darmschleimhaut und Magen geschädigt sind, nehmen häufig zu wenig Vitalstoffe und Proteine auf.

Diese Vitalstoffe sind für Ihr Immunsystem besonders wichtig:

- Vitamin C
- Vitamin D
- Vitamin E
- Zink, Selen
- Proteine, Aminosäuren
- sekundäre Pflanzenstoffe (v. a. Carotinoide und Flavonoide)

Vor allem ältere Menschen nehmen häufig zu wenig Vitalstoffe auf.

Als „das" Vitamin zur Abwehrstärkung gilt generell **Vitamin C**. Doch so einzigartig, wie die Werbung es uns weismachen will, ist die Rolle dieses Vitalstoffs für Ihr Immunsystem bei weitem nicht. Von den etwa ein Dutzend neueren Studien, in denen die Wirkung des Vitamins gegen Erkältungskrankheiten untersucht wurde, erbrachte nur etwa die Hälfte ein positives Ergebnis. Wirksam scheinen nur **Tagesdosen**

Vitamin C schützt nur ab 2 g täglich.

von etwa 2 g zu sein, und Sie müssen Vitamin C auf jeden Fall **bereits vor der Infektion** regelmäßig einnehmen. Allerdings lässt sich mit Vitamin C lediglich die Dauer der Erkältungen verkürzen, nicht aber ihre Häufigkeit. Wenn Sie sich umfassend gegen Infektionskrankheiten schützen wollen, sollten Sie möglichst alle oben aufgelisteten Mikronährstoffe in ausreichenden Mengen aufnehmen. In der Tabelle auf Seite 158 finden Sie die Dosierungsempfehlungen für die zwölf wichtigsten immunstärkenden Vitalstoffe.

Schon ein einfaches Vitalstoffpräparat wirkt Wunder

Wie gut Sie bereits mit einem **preiswerten Multivitaminpräparat**, das es mittlerweile auch in Supermärkten gibt, Ihre Immunabwehr stärken können, hat eine Studie der Wake-Forest-Universität in Winston-Salem (North Carolina/USA) im Jahr 2003 gezeigt. Dabei hatten 130 Erwachsene ein Jahr lang entweder ein Multivitalstoffpräparat oder ein Scheinmedikament (Placebo) eingenommen. In diesem Zeitraum wurde in beiden Gruppen die Häufigkeit von Infektionskrankheiten erfasst (z. B. **Schnupfen, Husten, Durchfälle, Harnwegsinfekte**). In der Placebo-Gruppe litten im Studienjahr 73 % an solchen Infektionen. Dagegen hatten nur 43 % aus der Vitalstoffgruppe mit Infektionen zu kämpfen.

Energie für Ihre Abwehr: leckerer Hirtensalat

Zutaten (für 4 Personen):

- 1 Blattsalat
- 2 mittelgroße Karotten
- 1 kleine Salatgurke
- 1 rote Paprika
- 100 g Schafskäse
- 150 g Naturjoghurt
- Saft von einer 1/2 Zitrone
- 1/2 Zwiebel, in feine Würfel geschnitten
- 1 Knoblauchzehe, zerdrückt
- Salz, Pfeffer

Zubereitung:

Vermischen Sie das geschnittene Gemüse und den Käse mit dem zerpflückten Salat. Für die Sauce vermengen Sie den Joghurt mit Zitronensaft, Zwiebeln, Knoblauch und den Gewürzen. Dazu gibt es frisches Vollkornbrot.

Das untersuchte Präparat enthielt insgesamt **23 verschiedene Vitamine und Mineralstoffe**. Ihre Dosierung entsprach in etwa den von der Deutschen Gesellschaft für Ernährung empfohlenen Mengen. Es sind also keinesfalls „Mega-Dosen“ notwendig, um Ihre Immunabwehr zu stärken. Diese sind nur sinnvoll, wenn Sie tatsächlich unter einem nachgewiesenen Nährstoffmangel leiden.

Mit Tomatensaft gegen Viren und Bakterien

Beachten Sie jedoch, dass ein Vitalstoffpräparat Ihre Nahrung lediglich ergänzen kann. Eine ausgewogene Ernährung bleibt in jedem Fall der wichtigste Faktor. Darauf hat auch Dr. Bernhard Watzl (Bundesforschungsanstalt für Ernährung, Karlsruhe) auf dem Kongress der Deutschen Gesellschaft für Innere Medizin 2003 in Wiesbaden hingewiesen. Er beschäftigt sich mit den so genannten „**sekundären Pflanzenstoffen**“. Das ist eine Gruppe von bis zu 10.000 verschiedenen Substanzen, die vor allem **in Obst und Gemüse** enthalten sind.

Carotinoide geben den Abwehrkräften neuen Schwung.

Als bedeutend für das Immunsystem wertet Dr. Watzl insbesondere die **Carotinoide**, die vor allem in rotem und gelbem Gemüse vorkommen (z. B. Beta-Carotin in Karotten, Lycopin in Tomaten). In seinen Studien regte das Lycopin aus Tomatensaft die Bildung von Immunbotenstoffen (Interleukinen) an. Er empfiehlt Menschen, die wenig Obst und Gemüse zu sich nehmen, **täglich etwa 300 ml Tomaten- oder Karottensaft** zum Essen zu trinken. Damit können Sie mögliche Carotinoid-Defizite ausgleichen. Übrigens: Als Saft oder in gekochter Form kann Ihr Körper die Carotinoide wesentlich besser verwerten als aus Rohkostsalaten.

Eine intakte Darmflora schützt das Immunsystem

Für die Abwehr von Infektionskrankheiten ist auch Ihr Darm entscheidend. Selbst unter den hygienischsten Zubereitungsbedingungen enthält unsere Nahrung stets kleinere Mengen an Krankheitserregern (z. B. Salmonellen oder Coli-Bakterien), die über die Darmschleimhaut in den Körper vorzudringen versuchen. Wenn es ihnen gelingt, sind vor allem **Durchfall und Fieber** die Folge.

Gegen diese ständigen Angriffe schützt sich die Darmschleimhaut mit speziellen Immunzellen, die zusammen als GALT (engl.: **G**ut **A**ssociated **L**ymphatic **T**issue; **darmassoziiertes Lymphgewebe**) bezeichnet werden. Sehr wichtig für die gute Funktion des GALT ist Ihre **Darmflora**. Denn die natürlichen Darmbakterien halten die Abwehr stets auf Trab. So ist sie bei eventuellen „Ernstfällen" bestens gegen Keime gerüstet. Außerdem legt sich eine intakte Darmflora wie ein Schutzmantel auf die Schleimhaut, sodass Darmpilze oder schädliche Bakterien, die beispielsweise zu Gärungsprozessen im Darm führen können, dort keine Lücken finden, um sich anzusiedeln.

Die Darmflora trainiert das Immunsystem für den Ernstfall.

Diese Nahrungsmittel stärken Ihre Darmflora:

- Sauermilchprodukte (Joghurt, Kefir, Quark)
- sauer vergorene Lebensmittel (z. B. Sauerkraut)
- ballaststoffreiche Lebensmittel (Obst, Gemüse, Vollkornprodukte)

Diese 12 Vitalstoffe stärken Ihr Immunsystem

Vitalstoff	Tagesdosis*	Wirkungen
Vitamin A	5.000 I. E.	Teilung der Immunzellen
Vitamin C	2 g	Aktivierung der Lymphozyten
Vitamin D	5.000 I. E.	Aktivierung der Fresszellen
Vitamin E	300 I. E.	besserer Schutz vor Bakterien
Folsäure	200 µg	Teilung der Immunzellen
Eisen	10 mg	Energiestoffwechsel der Fresszellen
Selen	100 µg	Bildung von Antikörpern
Zink	10 mg	Bildung von Antikörpern
Arginin	1 g	Energielieferant für die Darmimmunzellen
Glutamin	1 g	Energielieferant für die Darmimmunzellen
Carnitin	1 bis 3 g	Aktivierung des gesamten Immunsystems
Beta-Carotin	15 mg	Zellteilung von Lymphozyten und Killerzellen

* Diese Tagesdosen eignen sich nicht zur Selbstbehandlung. Sie sollten die Substanzen nur bei einer ärztlich nachgewiesenen Immunschwäche und einem nachgewiesenen Mangel des jeweiligen Vitalstoffs einnehmen.

Wenn Sie also regelmäßig an Darminfektionen leiden, ist es an der Zeit, Ihre Darmflora und das Darmimmunsystem untersuchen zu lassen. Gehen Sie dazu am besten zu einem naturheilkundlich arbeitenden Therapeuten. Er kennt spezielle Diagnose- und Behandlungsverfahren (z. B. Ernährungstherapie, Symbioselenkung), um die Abwehrkräfte Ihres Darms zu verbessern.

Joghurt, Sauerkraut und Ballaststoffe helfen gegen Darminfekte.

Sie können jedoch auch selbst einiges für eine gesunde Darmflora tun. Ein Aktivator des GALT ist beispielsweise **Joghurt**.

Probiotische Joghurts – ein Werbegag der Nahrungsmittelindustrie

Der russische Nobelpreisträger Ilja Metschnikow beobachtete zu Beginn des 20. Jahrhunderts, dass bulgarische Bauern, die viel Joghurt verzehrten, selten an Infektionen litten. Die von den Joghurt-Bakterien produzierte Milchsäure schafft nämlich ein ideales Milieu für eine gesunde Darmflora.

Seit einigen Jahren wird nun eine angeblich verbesserte Version angepriesen, der so genannte **probiotische Bakterien** zugesetzt werden. Darunter werden Bakterien verstanden, die die Passage durch Magen und Dünndarm überleben. Magensäure und Verdauungsenzyme können ihnen wenig ausmachen. Sie sollen sich dadurch im Dickdarm ansiedeln und das gesamte Immunsystem stärken.

Doch bereits ein einfaches Rechenbeispiel zeigt, wie unwahrscheinlich dieser Effekt ist: Ein Becher Joghurt enthält höchstens

Gesunder Joghurt

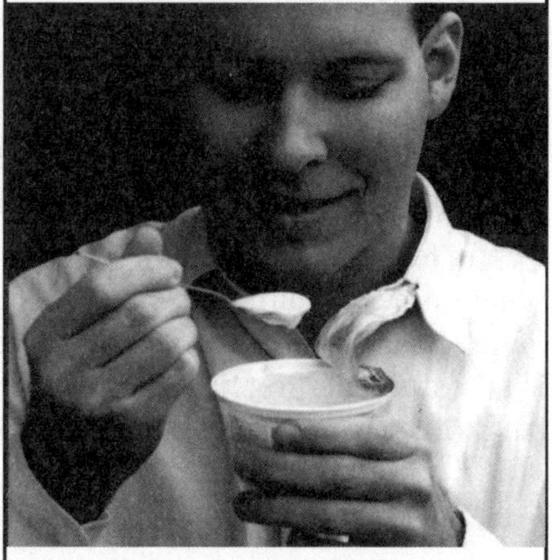

Joghurt aktiviert vor allem das wichtige Immunsystem im Darm. Dabei ist es nach neuesten Forschungen gleichgültig, ob Sie dabei auf probiotische oder herkömmliche Produkte setzen. Allerdings sollten Sie immer nichtpasteurisierten Naturjoghurt bevorzugen.

Foto: BASF

eine Milliarde probiotische Bakterien. Das klingt viel, aber auf jedes Joghurt-Bakterium wartet im Darm eine erdrückende Übermacht von mindestens 100.000 natürlichen Bakterien, die sich optimal an das Darmmilieu angepasst haben. Es gibt bisher auch keine Studien, die die Überlegenheit der „neuen“ Joghurts gegenüber den herkömmlichen Produkten nachweisen.

Herkömmliche Joghurts sind genauso gut

Wenn Sie Ihre Darmflora und Ihr Immunsystem stärken wollen, können Sie also **weiterhin auf herkömmliche Joghurts vertrauen**. Kaufen Sie jedoch stets Naturjoghurt. Er ist ein preisgünstiges und altbewährtes Lebensmittel zur Verbesserung des Darmmilieus. Fruchtjoghurts sind meist zusätzlich gesüßt und enthalten neben vielen Kalorien noch schädliche Zusatzstoffe.

Fruchtjoghurts sind voller Kalorien und schädlicher Zusatzstoffe.

Lassen Sie sich nicht hinters Licht führen: Die probiotischen Bakterien im Joghurt sind **kaum mehr als ein Werbegag**, mit dem die Hersteller den gegenwärtigen Wellness- und Gesundheitstrend ausnutzen. Insider vermuten außerdem, dass große Firmen wie Nestlé oder Danone mit den „probiotischen“ Joghurts kleinere Anbieter vom Markt drängen wollen, die sich die aufwändigen Forschungen mit den neuartigen Joghurt-Kulturen nicht leisten können.

Ein leckeres Salatrezept, mit dem Sie die immunstärkenden Eigenschaften des Jogurts nutzen können, finden Sie im Rezeptkasten auf Seite 156. Der Salat liefert Ihnen gleichzeitig wichtige Carotinoide und Vitalstoffe. Die Proteine, die Ihr Körper dringend zur Herstellung der Antikörper benötigt, stammen in diesem Fall aus dem Schafskäse. ■

Vitamin B_6: Zuverlässige Hilfe beim Karpaltunnelsyndrom

Eine Operation ist nur in einem weit fortgeschrittenen Stadium notwendig

Gelegentliche Gefühlsstörungen oder ein leichtes Kribbeln an den Innenflächen der Hände oder in den Fingern können Anzeichen für ein sich entwickelndes so genanntes Karpaltunnelsyndrom sein. Mediziner sprechen in einem solchen Fall von einem „Medianuskompressions-Syndrom“. Erst im weiteren Verlauf der Erkrankung kommt es – vor allem nachts – zu Schmerzen in der Hand, die bis in die Schulter ausstrahlen können.

Ein leichtes Kribbeln in der Hand ist das erste Anzeichen.

Die Ursache der Schmerzen ist ein **eingeklemmter Mittelhandnerv (Medianusnerv)**, der im Bereich des Handgelenks durch den so genannten Karpaltunnel zieht (siehe Abbildung auf Seite 162). Durch Gewebeveränderungen in der Region kann der Tunnel zu eng werden und auf den schmerzempfindlichen Nerv drücken.

Der Karpaltunnel ist die Eintrittspforte von Sehnen und Nerven in die Hand

Den Karpaltunnel können Sie leicht am eigenen Handgelenk ertasten: Die Handwurzelknochen bilden am Übergang zur Innenhand eine leichte Kuhle. Durch diese Vertiefung ziehen die Sehnen der Muskeln, die für das Beugen der Finger verantwortlich sind.

Damit die Sehnen nicht verrutschen, sind sie im Bereich der Handwurzel (griechisch: „karpos“) von einem derben Bindegewebsband überspannt. Dieses Band bildet mit den darunter liegenden Knochen einen Kanal – eben den Karpaltunnel.

Außer den Sehnen und Blutgefäßen durchzieht auch der Mittelhandnerv diesen Engpass. Und wenn es in dem Kanal zu eng wird, ist er als schwächstes Glied der erste Leidtragende.

Gründe für einen zu engen Karpaltunnel können sein:

- einseitige Belastung der Hand (z. B. Computerarbeit, Rollstuhlfahrer)
- Vitamin-B_6-Mangel
- Verletzungen im Bereich des Handgelenks

Die Folge einer Verengung im Karpaltunnel sind die eingangs beschriebenen Missempfindungen wie **Kribbeln oder „Ameisenlaufen“**, aber auch **Taubheitsgefühle** im Bereich der Hand. Im fortgeschrittenen Stadium kommt es neben den Schmerzen außerdem zu **Greif- und Halteschwierigkeiten** (beispielsweise wenn Sie eine Flasche mit Fingern und Daumen umfassen wollen). Häufig sind ebenfalls **Schwellungen** an der Innenseite des Handgelenks zu beobachten.

Im fortgeschrittenen Stadium kommt es zu Greif- und Halteschwierigkeiten.

Im Jahr 1999 wurde in Schweden die Häufigkeit von Beschwerden untersucht, die auf einen Engpass im Karpaltunnel zurückzuführen sind: Danach gaben mehr als **14 % der Bevölkerung** an, gelegentlich ein Taubheitsgefühl oder Kribbeln in der Hand zu verspüren. Bei vier von fünf dieser Personen konnten die Ärzte tatsächlich ein Karpaltunnelsyndrom feststellen.

Andere Gründe für die Missempfindungen können beispielsweise Durchblutungsstörungen der Finger oder Nerveneinklemmungen im Bereich der Halswirbelsäule sein. Besonders häufig kommt es durch die Hormonumstellungen im Verlauf einer **Schwangerschaft** zum Karpaltunnelsyndrom.

Im Anfangsstadium der Erkrankung besteht die Therapie vor allem in einer **Ruhigstellung des Handgelenks** durch das vorübergehende Tragen einer Schiene. Bei weiter fortge-

Der Karpaltunnel

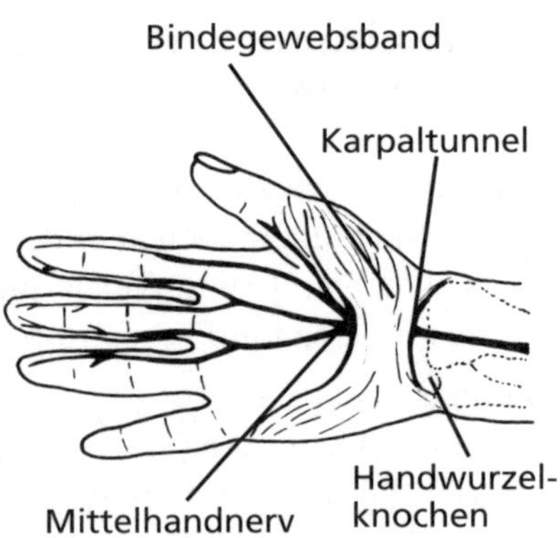

Der Mittelhandnerv zieht unter einem derben Bindegewebsband durch den Karpaltunnel vom Unterarm in die Hand.

schrittener Erkrankung steht heute die **operative Behandlung** im Vordergrund. Dabei wird das Bindegewebsband gespalten, das den Karpaltunnel abdeckt. Das verschafft dem Mittelhandnerv wieder mehr Raum. Die Operation kann heute ambulant und endoskopisch vorgenommen werden.

Weitere Behandlungsmöglichkeiten des Karpaltunnelsyndroms sind:

- Injektionen von Kortison und Schmerzmitteln
- Ultraschallbehandlungen
- Osteopathie und Chiropraktik
- Kältetherapie
- Massagen
- manuelle Lymphdrainage
- Akupunktur
- Neuraltherapie
- Salbenverbände und Umschläge

Die Operation kann heute ambulant und endoskopisch vorgenommen werden.

Aber bevor Sie als Patient auf eines der genannten Behandlungsverfahren setzen, können Sie die Beschwerden möglicherweise auf eine sehr einfache und kostengünstige Art in den Griff bekommen – mit der Einnahme von Vitamin-B_6-Präparaten.

Hoch dosiertes Vitamin B_6 hat sich vielfach als hilfreich erwiesen

Wenn andere Gründe wie Verletzungen oder entzündliche Erkrankungen für die Engstellung des Karpaltunnels ausscheiden, kann es sehr gut sein, dass die Beschwerden durch einen Mangel an Vitamin B_6 (Pyridoxin) ausgelöst werden.

Erste Hinweise auf diesen Zusammenhang ergaben Beobachtungen, wonach Patienten mit einem Karpaltunnelsyndrom oft auch einen zu geringen Vitamin-B_6-Spiegel im Blut aufweisen.

Professor Ellis, Direktor des Institutes für Biomedizinische Forschung der Universität von Texas in Austin/USA, hat bereits in den 70er Jahren des vergangenen Jahrhunderts erste Behandlungen des Karpaltunnelsyndroms mit Vitamin B_6 vorgenommen.

In vier weiteren Studien hat er die Wirkung des Vitamins untersucht. In einer davon konnte er bei 21 von 22 Karpaltunnel-Patienten die Symptome deutlich lindern. Er behandelte sie mit 100 bis 200 mg Vitamin B_6 täglich über einen Zeitraum von zwölf Wochen.

Die normale Aufnahme von Vitamin B_6 mit der Nahrung beträgt etwa 2 mg täglich. Die zur Behandlung nötigen Dosen können Sie also nur mit **Vitaminpräparaten** decken, die Sie beispielsweise in der Apotheke oder im Versandhandel beziehen können. Die monatlichen Therapiekosten liegen bei 5 bis 10 €.

Die Einnahme von hohen Dosen Vitamin B_6 sollte Ihr Therapeut überwachen

Professor Ellis vermutet, dass **Vitamin B_6 die Schwellungen** im Karpaltunnel **abbaut** und die **Elastizität des Gewebes erhöht**.

B-Vitamine senken die Schmerzschwelle.

Jedoch können nicht alle Untersuchungen seine guten Ergebnisse bestätigen. Einige Wissenschaftler bezweifeln eine Wirksamkeit des Vitamins generell. Andere glauben, dass es möglicherweise lediglich die Schmerzschwelle absenkt und so nur den Schmerz, aber nicht die Ursache behebe.

Diese Unstimmigkeiten könnten in den unterschiedlichen Ursachen des Syndroms begründet liegen. Eventuell sprechen auch nur die Patienten gut an, bei denen die Schädigung der Nerven noch nicht entscheidend fortgeschritten ist.

Als Patient sollten Sie daher nicht einen 100%igen Erfolg erwarten, doch ein Therapieversuch lohnt sich allemal. Die Chancen für eine Heilung oder zumindest Linderung stehen nicht schlecht.

Allerdings sollten Sie hoch dosiertes Vitamin B_6 nicht auf eigene Faust einnehmen. Eine ärztliche Kontrolle empfiehlt sich, da die **langfristige Anwendung** von Tagesdosen **über 300 mg zu Schädigungen des Nervengewebes** führen kann. Bei einer dreimonatigen Therapie mit 100 bis 200 mg sind dagegen keine Nebenwirkungen zu erwarten. ■

Mit diesem Vitalstoff-Mix können Sie die gefürchtete Makula-Degeneration endlich stoppen

Kombiniert mit Kobalt-Bestrahlung und Akupunktur, hilft die Vitalstofftherapie sogar bei vermeintlich hoffnungslosen Fällen

Es war ein Morgen wie jeder andere. Als der Wecker klingelte, stand Hartmut K. auf und ging ins Bad. Merkwürdig kam es ihm allerdings vor, dass die Kacheln vor seinen Augen nicht mehr senkrecht übereinander standen, sondern die Fugen wie geschlängelte Linien aussahen. Seine Frau rief sofort einen Augenarzt an, und Herr K. bekam noch am selben Tag einen Termin.

Diese Schnelligkeit hat ihm möglicherweise das Augenlicht gerettet. Denn der Arzt stellte bei ihm eine **Makula-Degeneration** fest. Das ist eine schleichend verlaufende Auflösung des Netzhautgewebes. Und bei dieser Diagnose zählt jeder Tag.

Bei einer Makula-Degeneration zählt jeder Tag.

Gehen Sie bei den ersten Anzeichen sofort zum Augenarzt

Die Krankheit erhielt ihren Namen von der **Makula lutea**, dem gelben Fleck. An dieser Stelle der Netzhaut entstehen die **schärfsten und kontrastreichsten Farbbilder**. Die Randbereiche der Netzhaut sind in den Zerstörungsprozess nicht miteinbezogen. Von dieser **altersabhängigen Makula-Degeneration (AMD)** ist jeder fünfte Mitteleuropäer über 65 Jahre betroffen. Die ersten Anzeichen einer AMD: Gerade Linien sehen gekrümmt aus, die Mitte des Gesichtsfelds erscheint blass, die Buchstaben sind beim Lesen verschwommen (siehe auch Abbildung auf Seite 166). Wenn Sie diese Anzeichen bemerken, suchen Sie bitte **umgehend einen Augenarzt** auf. Lassen Sie alles stehen und liegen und wehren Sie Versuche der Arzthelferinnen vehement ab, Sie auf einen späteren Termin zu vertrösten.

UV-Strahlen zerstören die Netzhaut

Die Makula-Degeneration tritt in zwei Varianten auf: Bei der „**feuchten AMD**" wuchern poröse Blutgefäße in die Makula ein. Aus ihnen tritt Flüssigkeit aus. Etwa 15 % der Patienten leiden an dieser sehr schnell voranschreitenden Form der AMD. Die deutliche Mehrheit ist jedoch von der „**trockenen AMD**" betroffen. Hier steht der Flüssigkeitsaustritt nicht im Vordergrund, und der Zerfall der Netzhautzellen schreitet weniger rasch voran.

Mögliche Risikofaktoren sind:

- Rauchen
- Arteriosklerose
- hohe UV-Belastung der Augen (Sonnenbaden, Sonnenstudios)
- Mangel an Antioxidantien (vor allem Carotinoiden)

Nach der derzeit geltenden Theorie tragen die energiereichen UV-Anteile des Sonnenlichts eine Mitschuld an der AMD. UV-Strahlen lassen in der Netzhaut aggressive Sauerstoffverbindungen (freie Radikale) entstehen. Diese greifen dann die empfindlichen Sehzellen an.

Sehbehinderung durch eine Makula-Degeneration

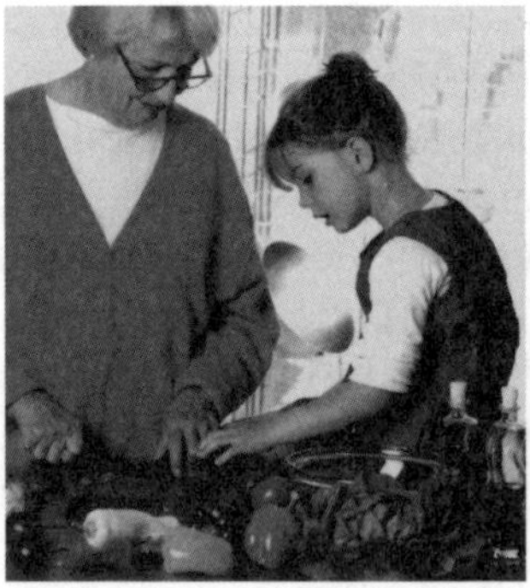

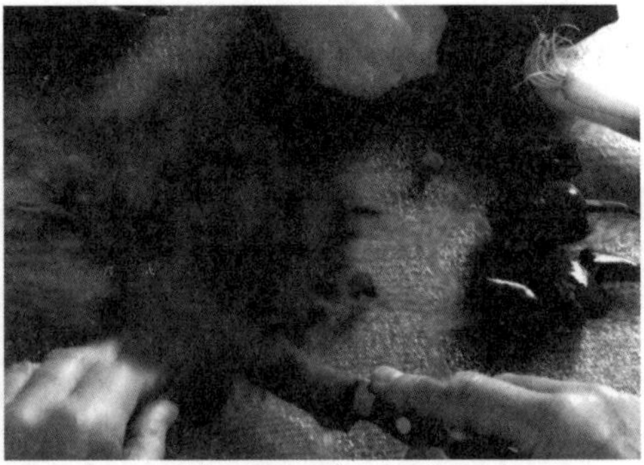

Bei der Makula-Degeneration werden die zentralen Sehzellen im Auge langsam zerstört. Im Alltag führt das zu starken Sehbehinderungen (siehe Foto rechts), da dieser Bereich nicht nur für das Lesen, sondern z. B. auch für die Arbeit im Haushalt wichtig ist.

Fotos: Novartis Ophtelnics

Beugen Sie vor mit Vitamin C, E und Beta-Carotin

Vor dem Angriff der freien Radikale können Sie sich durch eine **ausreichende Versorgung mit Antioxidantien** schützen. Von großer Bedeutung sind hier die Carotinoide, die vor allem in **farbigem Obst und Gemüse** enthalten sind. Die wertvollsten Carotinoide liefert Ihnen dunkelgrünes Gemüse (z. B. Brokkoli, Spinat oder Rosenkohl).

Dass Antioxidantien vor einer Makula-Degeneration schützen können, haben im Jahr 2001 amerikanische Wissenschaftler der „Age Related Eye Disease Study Research Group" (zu Deutsch: Studien- und Forschungsgruppe für altersbedingte Augenerkrankungen) belegen können. Mehr als 3.600 Patienten, die bereits an den ersten Anzeichen einer Makula-Degeneration litten, wurden über einen Zeitraum von mehr als sechs Jahren entweder mit Antioxidantien oder mit einem Scheinmedikament (Placebo) behandelt. Die Antioxidantien hatten das Risiko für ein Voranschreiten der Sehschwäche um fast 30 % gesenkt.

Die wertvollsten Schutzstoffe liefert dunkelgrünes Gemüse.

Dieser Vitalstoffmix erwies sich als wirksam:

Vitamin C	500 mg
Vitamin E	400 I. E.* (= 266 mg)
Beta-Carotin	15 mg
Zink	80 mg
Kupfer	2 mg

* Internationale Einheiten

Es ist nicht unbedingt nötig, dass Sie sich exakt an die in dieser Studie verabreichte Tagesdosis halten. Auch gängige Antioxidantien-Präparate mit ähnlichen Dosierungen leisten einen wertvollen Beitrag zum Schutz Ihrer Makula (z. B. aus der Apotheke: „Antioxidans plus Glutathion", Kyberg Pharma, „OxyLyc®", Wörwag Pharma, „OrthoVision®", Orthomol, „Augenvitamine", Canea-Pharma, Tagestherapiekosten etwa 0,60 €).

Ein weiterer wichtiger Aspekt der Vorbeugung ist der **Kontrollbesuch beim Augenarzt**. Gerade für Menschen ab 60 Jahren gilt: Gehen Sie mindestens alle zwei Jahre zur Augenuntersuchung.

Kobalt-Bestrahlung und Akupunktur stoppen den Zerfall der Netzhaut

Die feuchte Makula-Degeneration kann mit der so genannten **photodynamischen Therapie** mit zum Teil gutem Erfolg eingedämmt werden. Dabei zerstören Laser die in die Makula eingesprossten Blutgefäße.

Laser zerstören die wuchernden Blutgefäße.

Bei der trockenen AMD gibt es dagegen bis jetzt kaum Verfahren, die in großen Studien auf ihre Wirksamkeit geprüft wurden. Nicht selten bekommen die Patienten dann von ihren Ärzten zu hören: „Da ist nichts zu machen." Doch es gibt mehrere Therapieansätze, die sich vor allem auf **alternative Heilverfahren** stützen und die sich in Einzelfällen als letzte Rettung erwiesen haben.

Auf eine Kombination von Schul- und Naturmedizin setzt beispielsweise die **„Systemtherapie der Makula-Degeneration"** des Regensburger Augenarztes Dr. Nadim Sradj.

Diese Behandlungsverfahren werden bei der Systemtherapie kombiniert:

- Bestrahlungen des Auges mit Kobalt
- Akupunktur
- Schmerzmittelinjektionen in Augennähe
- Einnahme von Antioxidantien und Immunstimulantien
- Hormonbehandlungen

Wissenschaftliche Studien zu den Verfahren gibt es bisher nicht. Allerdings berichten viele Patienten, dass die Krankheit bei ihnen zumindest vorübergehend zum Stillstand gekommen sei. ■

Vergessen Sie Hormone! Mit welchen Vitalstoffen Sie den Knochenschwund wirklich aufhalten

Auch Männer sind betroffen – mit der richtigen Ernährung und regelmäßiger Bewegung senken Sie Ihr Risiko deutlich

Noch bis vor kurzer Zeit propagierten die meisten Frauenärzte zum Schutz vor Osteoporose (Knochenschwund) die dauerhafte Einnahme von Hormonpräparaten. Doch nachdem diese „Therapie" im Jahr 2003 wegen erhöhter Krebs- und Herzinfarktraten massiv in die Kritik geraten ist, raten auch die Ärztegesellschaften offiziell von einer dauerhaften Hormongabe ab.

Viele Frauen reagieren verunsichert: Sind sie jetzt ohne Hormone der Osteoporose schutzlos ausgeliefert? Doch keine Sorge: Hormone können Sie getrost vergessen. Mit Vitalstoffen, regelmäßiger Bewegung und einer ausgewogenen Ernährung können Sie sehr viel mehr gegen diese Krankheit ausrichten, als es mit Hormonen je möglich war.

Vitalstoffe, regelmäßige Bewegung und gesunde Ernährung sind besser als Hormone.

Schwerwiegende Folgen: Wirbel- und Oberschenkelhalsbrüche

Osteoporose gehört zu den zehn häufigsten Krankheiten in den Industrienationen. In Deutschland sind etwa vier bis sechs Millionen Menschen betroffen, allein jede dritte Frau nach den Wechseljahren. Aber die Zeiten, als Osteoporose als reine „Altfrauen-Krankheit" galt, sind längst passé. Denn auch bei jedem fünften Mann über 50 geht die Knochenmasse langsam zurück.

Die Folgen sind dramatisch: Allein in Deutschland ist die Osteoporose jedes Jahr Ursache für 80.000 neue **Wirbel-** und 130.000 **Oberschenkelhalsbrüche**. Schuld am Knochenschwund ist zum einen der mit dem Alter **zurückgehende Östrogenspiegel**. Doch das ist nur einer von vielen Risikofaktoren. Viel bedeutender sind beispielsweise eine falsche Ernährungsweise und mangelnde Bewegung. Im Kasten auf Seite 173 finden Sie sämtliche Faktoren zusammengefasst, die zu einer Osteoporose beitragen können.

Dynamische Sportarten halten Ihre Knochen fit

Ihre Knochen bleiben umso länger stabil, je stärker sie belastet werden. Denn nur dann macht sich der Organismus „die Mühe", den Knochenstoffwechsel aktiv zu halten. Als besonders wirksam gegen Knochenschwund haben sich nach einer Untersuchung der Universität Cambridge (England) vor allem Sportarten erwiesen, die von einer gewissen Dynamik gekennzeichnet sind, durch die die Knochen gefordert werden.

Achtung, Knochenbruchgefahr!

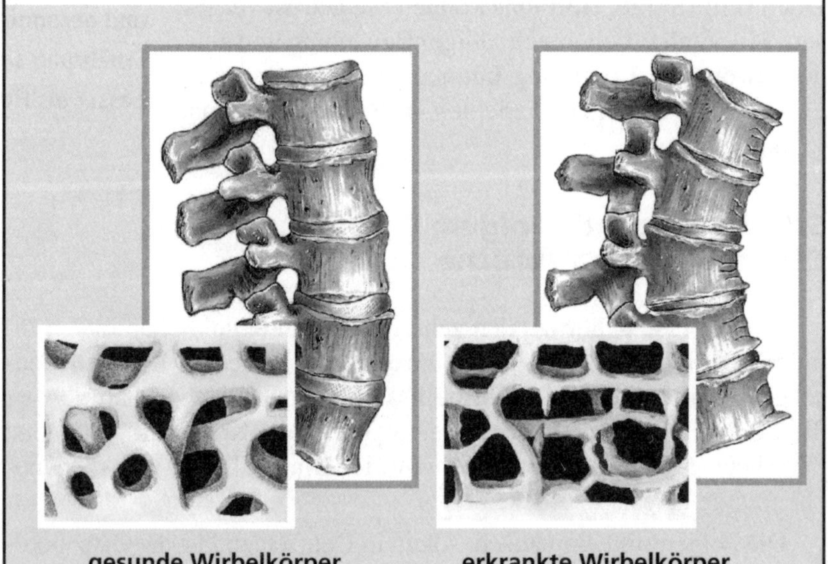

Das Knochenmaterial (links ein gesunder Knochen) besteht aus einem feinen Balkengerüst, das sehr leicht und gleichzeitig extrem hart ist. Bei Osteoporose wird mehr Knochenmaterial ab- als aufgebaut. Die Balken werden dünner, und im Knochen (hier im Wirbelkörper) zeigen sich erste Risse. Die Bruchgefahr steigt.

Quelle: Deutsche Arbeitsgemeinschaft Osteoporose

Diese Sportarten schützen Sie am besten vor Osteoporose:

- Jogging
- Tennis, Badminton, Squash
- Fußball
- Basketball
- Volleyball

Wenn Sie allerdings an Gelenkerkrankungen oder sogar schon an bestehender Osteoporose leiden, sollten Sie auf weniger dynamische Bewegungsarten ausweichen, z. B. Wandern, Walking, Spazierengehen, Rasenmähen, Tanzen, Kegeln oder Golf.

Bei Gelenkbeschwerden sollten Sie es mit dem Sport nicht übertreiben.

Wie gut beispielsweise Tennis die Knochen stärkt, hat im Jahr 2003 eine Studie der Sporthochschule Köln und der Universität Thessaloniki (Griechenland) gezeigt. Bei 80 Männern im Alter zwischen 40 und 60 Jahren, von denen die Hälfte aktive Tennisspieler waren, wurde die **Knochendichte** bestimmt. Sie lag in der Sportlergruppe um fast **ein Drittel höher** als bei den Männern, die keinen Sport trieben.

Ihr Knochen ist eine Dauerbaustelle

Wussten Sie, dass Ihre Knochen doppelt so hart sind wie Granit? Diese enorme Festigkeit bei gleichzeitiger Leichtigkeit verdanken die Knochen ihrer einzigartigen Struktur (siehe Abbildung auf Seite 170).

Der Knochen ist alles andere als totes Gewebe. Spezielle, in den Knochen eingebettete Zellen (**Osteoblasten**) bilden ständig neue Eiweiße (z. B. Kollagen, Osteokalzin), in die dann zur Verfestigung Kalzium eingelagert wird. Andere Knochenzellen (**Osteoklasten**) bauen dagegen älteres Knochenmaterial ab.

Durch das Zusammenspiel dieser beiden Zelltypen wird Ihr Knochen zu einer „Dauerbaustelle“, bei der sich im Normalfall Auf- und Abbau die Waage halten. Pro Jahr wird etwa ein Zehntel Ihrer Knochenmasse vollständig erneuert.

Damit die Abbauprozesse nicht die Überhand gewinnen, sind die oben beschriebenen sportlichen Aktivitäten wichtig. Der Aufbauprozess kann jedoch nur dann reibungslos funktionieren, wenn Ihre Knochen **ausreichend mit Vitalstoffen** versorgt werden.

Kalzium ist die wichtigste Knochensubstanz

Milch, Nüsse und Vollkornprodukte sind gute Kalzium-Quellen.

Der bekannteste und wichtigste Vitalstoff, der für starke Knochen sorgt, ist das **Kalzium**. Die Knochenmasse besteht etwa zur Hälfte aus kalziumhaltigen Mineralstoffen. Besonders kalziumreiche Nahrungsmittel sind **Milchprodukte** (vor allem Hartkäse), aber auch einige **Mineralwässer, Vollkornprodukte** und **Nüsse**. Insgesamt sollten Sie **täglich etwa 1 bis 1,5 g Kalzium** aufnehmen. Wenn die oben genannten Nahrungsmittel bei Ihnen nicht regelmäßig auf den Tisch kommen, sollten Sie Kalzium in Form von Nahrungsergänzungsmitteln einnehmen.

Bei Menschen, die **zu wenig Magensäure** produzieren, sollte das Kalziumpräparat in Form organischer Verbindungen (z. B. Kalziumcitrat, -glukonat oder -laktat) aufgenommen werden. Dann ist die Bioverfügbarkeit des Kalziums erheblich besser.

Um Ihre Knochen zu stärken, sollten Sie außerdem auf eine ausreichende Versorgung mit **Vitamin D** achten. Das Vitamin fördert die **Kalziumaufnahme im Darm** und die Einlagerung dieses Mineralstoffs in die Knochensubstanz.

Empfohlene Vitalstoffmengen gegen Osteoporose

Vitalstoff	Tagesbedarf
Folsäure	0,4 bis 1 mg
Vitamin A	2.500 bis 7.500 I. E.*
Vitamin-B-Komplex	20 bis 100 mg
Vitamin C	500 bis 1.500 mg
Vitamin D	400 bis 1.000 I. E.*
Vitamin E	400 bis 800 I. E.*
Vitamin K	80 bis 200 µg **
Bor	3 mg
Fluorid	1 mg
Kalzium	1.000 bis 1.500 mg
Kupfer	1 bis 3 mg
Magnesium	400 bis 600 mg
Mangan	5 bis 15 mg
Zink	10 bis 15 mg

* I. E. = Internationale Einheiten
** 1.000 µg = 1 mg

Quelle: Gröber, in: „PTA heute", 2003

Auch Vitamin K und Spurenelemente sind wichtig

Wenn es um Osteoporoseschutz geht, werden Sie meist

nur etwas über Vitamin D und Kalzium lesen. Doch Vitalstoffexperten wissen schon lange, dass zu einer umfassenden Vorbeugung noch weitere Vitalstoffe gehören (siehe auch Tabelle auf Seite 172).

So hat beispielsweise die so genannte „Nurses Health Study“, an der mehr als 70.000 US-amerikanische Krankenschwestern teilgenommen haben, im Jahr 2000 **gezeigt, wie wichtig das Vitamin K** ist: Frauen, die täglich mehr als 100 µg zu sich nahmen, hatten ein um 30 % niedrigeres Risiko für Knochenbrüche als Frauen, deren Tagesdosis unter 100 µg Vitamin K lag.

Auch Zink, Mangan und Kupfer sind wichtig für die Knochen.

Bereits im Jahr 1994 hatten Ernährungswissenschaftler der Universität von Kalifornien in San Diego die Bedeutung der **Spurenelemente** untersucht. Sie teilten 60 Frauen (alle nach den Wechseljahren) in drei Gruppen ein: Gruppe 1 erhielt zwei Jahre lang täglich 1.000 mg Kalzium, Gruppe 2 zusätzlich 15 mg **Zink**, 5 mg **Mangan** und 2,5 mg **Kupfer**. Die 3. Gruppe erhielt zur Kontrolle lediglich ein Scheinmedikament (Placebo). Das Ergebnis: In Gruppe 1 sank die Knochendichte um 1,3 %, in Gruppe 3 sogar um 3,5 %. Lediglich in der Spurenelemente-Gruppe war eine Zunahme der Knochendichte um 1,5 % zu verzeichnen.

Diese Faktoren erhöhen Ihr Osteoporose-Risiko

- wenig Sport und Bewegung in der Kindheit oder frühen Jugend
- bestehender Bewegungsmangel
- Alter über 65 Jahre
- falsche Ernährung, d. h. wenig Vitamin D, Kalzium, viel Alkohol, Kaffee, Kochsalz, Phosphate, Fleisch
- Hormonmangel (Östrogen, Testosteron)
- erbliche Vorbelastung
- chronische Darmkrankheiten (z. B. Morbus Crohn, Mukoviszidose, Verdauungsschwäche)
- Rauchen
- Arzneimittel (z. B. Kortison, Schilddrüsenhormone, Abführmittel, Heparin, Epilepsiemittel, harntreibende Mittel)

Schränken Sie Ihren Konsum an Fleisch und Kochsalz ein

Ihrer Ernährung kommt – wie bei vielen anderen Krankheiten – auch bei der Vorbeugung der Osteoporose eine entscheidende Rolle zu. Grundlage sollte immer eine möglichst vielfältige Kost mit einem **hohen Anteil an frischem Obst und**

Gemüse sein. Damit sichern Sie Ihre Versorgung mit allen knochenstärkenden Vitalstoffen.

Darüber hinaus sollten Sie vor allem auf **ausreichend Kalzium** achten. Trinken Sie vor dem Zubettgehen ein Glas Milch oder essen Sie einen kleinen Käse-Snack. Eine solche kleine, kalziumreiche Spätmahlzeit verringert den nächtlichen Knochenabbau.

Negativ auf Ihre Kalziumbilanz wirken sich **phosphathaltige Getränke** (z. B. Cola) und **Fleischprodukte** aus. Phosphat und zu viel tierisches Eiweiß fördern die Freisetzung des Kalziums aus den Knochen und seine Ausscheidung mit dem Urin. **Kochsalz** hat übrigens einen ähnlichen Effekt. Gehen Sie deshalb sparsam damit um.

Wenn Sie diese Ernährungstipps befolgen und sich regelmäßig sportlich betätigen, müssen Sie um Ihre Knochen keine Angst haben. In anderen Fällen kann es jedoch durchaus sinnvoll sein, auf eines der vielen angebotenen Vitalstoffpräparate zum Knochenschutz zurückzugreifen. Achten Sie beim Kauf jedoch darauf, dass die in der Tabelle auf Seite 172 angegebenen Dosierungen eingehalten werden. ■

Ältere Frauen haben ein hohes Osteoporose-Risiko

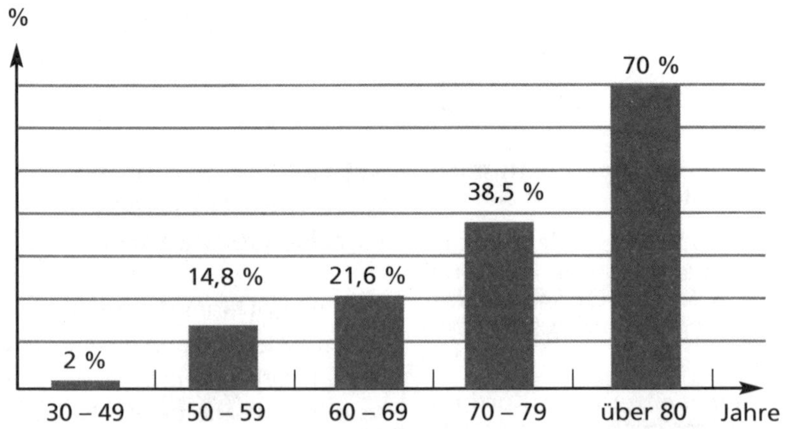

Mit steigendem Lebensalter wächst der Anteil der Frauen, die an Osteoporose leiden.

Quelle: WHO 2001

Vitamine und Mineralstoffe machen Schluss mit den lästigen Heuschnupfen-Beschwerden

Bewährt haben sich vor allem Nachtkerzenöl, Zink, Vitamin C und verschiedene B-Vitamine

Für viele Pollenallergiker ist das, was für andere die schönste Zeit des Jahres ist, eher eine Tortur. Vor allem wenn eine Allergie gegen Gräserpollen besteht, sind der Spätfrühling und der Sommerbeginn besonders problematisch. Doch zur schnellen Selbsthilfe im Akutfall gibt es eine ganze Reihe von Maßnahmen, wie Sie die Pollen erst gar nicht an sich heranlassen oder wie Sie die allergischen Reaktionen bremsen können.

Allergien beruhen auf einem überaktiven Immunsystem

Jedes Jahr erfahren in Deutschland etwa zwölf Millionen Menschen, was es heißt, Pollenallergiker zu sein. Die Allergie äußert sich in Fließschnupfen und juckenden Augen, heftigen Niesattacken und im schlimmsten Fall auch durch allergisches Asthma. Bei Allergikern ist das Immunsystem aus dem Gleichgewicht geraten und reagiert auf im Grunde harmlose Pollen mit einer heftigen Abwehrreaktion.

Das Immunsystem bildet Antikörper vom Typ IgE, die gegen die Pollen oder andere so genannte **Allergene** gerichtet sind. Die Antikörper aktivieren bestimmte Immunzellen (die **Mastzellen**), die vor allem in den Schleimhäuten zu finden sind. Diese schütten daraufhin den Botenstoff **Histamin** aus, der letztendlich die allergischen Beschwerden auslöst. Er fördert beispielsweise die Produktion von Schleim und Gewebsflüssigkeit – die Nase läuft und schwillt an, die Augen beginnen zu tränen.

Schon 20 Pollenkörner reichen für eine allergische Reaktion aus

Allergiker sollten den Kontakt mit dem Allergen möglichst meiden (**Allergenkarenz**). Aber bei über **20.000 verschiedenen Allergenen** ist das leichter gesagt als getan. Schon eine einzige Roggenähre kann mehr als vier Millionen Pollenkörner freisetzen, und diese können etwa 500 Kilometer weit fliegen. Nur 20 Pollenkörner in einem Kubikmeter Luft reichen für eine allergische Reaktion aus. Bei jedem dritten Pollenallergiker kann sich zusätzlich auch eine Überempfindlichkeit gegen bestimmte Nahrungsmittel entwickeln. Mediziner sprechen dann von einer so genannten **Kreuzallergie** (siehe Tabelle auf Seite 178).

In vielen Fällen kann sich aus einer Allergie wie dem Heuschnupfen durch einen so genannten „Etagenwechsel“ ein **allergisches Asthma** entwickeln. Dann reagieren neben den Nasenschleimhäuten auch die unteren Lungenschleimhäute besonders empfindlich gegen das Allergen: Es kommt zu Husten und Atemnot.

Wenn die Pollen fliegen, sollten Allergiker lange Aufenthalte im Freien meiden

Als Pollenallergiker können Sie die genaue Zeit, wann „Ihre“ Pollen fliegen, beispielsweise beim Pollenwarndienst des Deutschen Wetterdienstes (Telefon: 0 190/11 54 80) erfragen (siehe auch Abbildung auf Seite 177).

Waschen Sie sich vor dem Zubettgehen die Pollen aus den Haaren.

In der Pollenflugzeit sollten Sie als Allergiker längere Aufenthalte im Freien meiden. Gehen Sie am besten nach einem Regenschauer ins Freie, wenn die Luft für die folgenden Stunden von Pollen gereinigt ist.

Schließen Sie auf jeden Fall **frühmorgens die Fenster**. Auf dem Land setzt der Pollenflug bereits gegen 3 Uhr früh ein, in der Stadt in den Vormittagsstunden. Am besten schließen Sie die Fenster im Schlafzimmer gleich vor dem Einschlafen. Besonders wichtig: **Waschen Sie** vor dem Zubettgehen **die Pollen aus den Haaren** oder tragen Sie nachts zum Schutz ein Kopftuch. Bewahren Sie Ihre Kleidung nachts nicht im Schlafzimmer auf.

Nasenspülungen mit Salzwasser haben sich gegen die Niesattacken bewährt. Sie befreien die Nasenschleimhäute von der Pollenlast. **Saugen Sie** in der Wohnung **so oft wie möglich** Staub, und wischen Sie die Möbel mit einem feuchten Tuch ab. Geeignet sind Staubsauger mit speziellen Allergen-Filtersystemen.

Urlaub in den Bergen oder an der See bietet ideale Bedingungen

Am angenehmsten können Sie die Pollenflugzeit umgehen, indem Sie in diesen Wochen des Jahres in den Urlaub fahren. So ist zum Beispiel in den Mittelmeerländern die Gräserblüte schon ab Ende Juni so gut wie abgeschlossen. Umgekehrt sollten Sie als Birkenpollen-Allergiker im Frühsommer nicht in die Nähe der großen Birkenbestände Nord- oder Osteuropas reisen. Wer auf Eschenpollen allergisch rea-

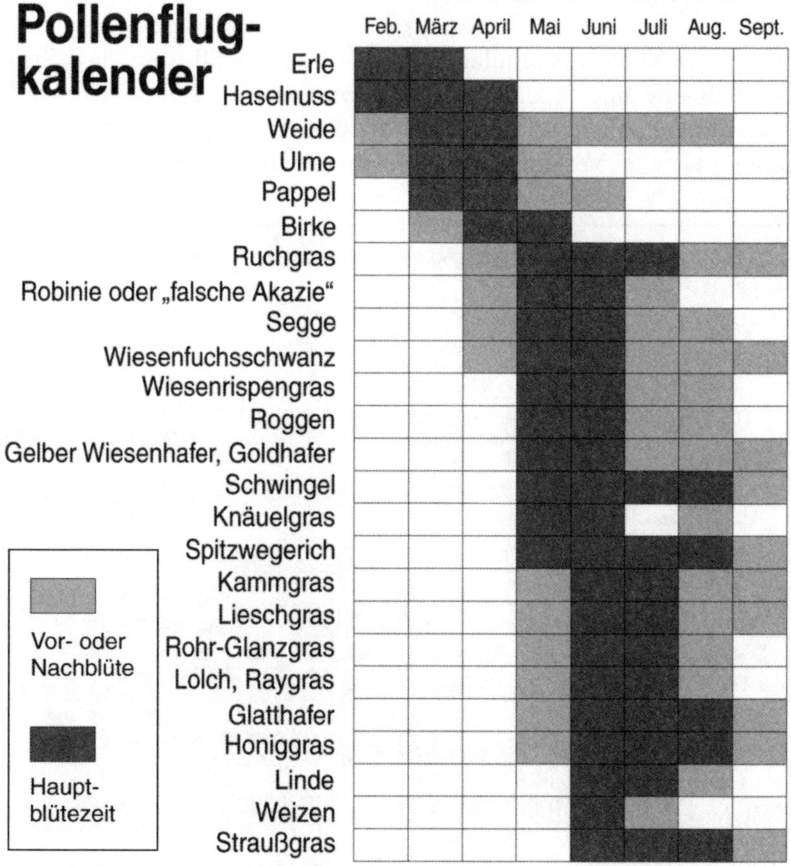

Quelle: Stiftung Deutscher Polleninformationsdienst

Zu den angegebenen Jahreszeiten müssen Sie mit verstärktem Pollenflug rechnen.

giert, sollte Gegenden mit Olivenbeständen meiden, da beide Baumarten ähnliche Pollen besitzen. Generell am besten geeignet sind jedoch **Urlaubsziele im Hochgebirge**. Ab 2.000 Metern Höhe wird die Belastung mit Pollen deutlich geringer. Ab Ende Juni sind die Alpen in der Regel pollenfrei. Günstig sind auch Reisen an die **Küste**, auf **Inseln** oder – noch besser – auf hoher See. Je weiter Sie vom Land entfernt sind, desto weniger Pollen weht der Wind herbei.

Fettsäuren und Mineralstoffe helfen, die Beschwerden zu lindern

Bei der Nahrungsmittelauswahl ist es am wichtigsten, dass Sie die in der Tabelle unten genannten Lebensmittel meiden, die zu Kreuzallergien führen können. Es gibt jedoch auch bestimmte Vitalstoffe, die sich günstig auf den Verlauf einer Allergie auswirken können. Wir stellen

Die häufigsten Kreuzallergien

	Stein-/Kernobst	Frischobst	Karotten	Sellerie	Tomaten	Haselnüsse	Erdnüsse	Hülsenfrüchte	Getreideerzeugn.	Sojaprodukte	Kräuter/Gewürze	Kartoffeln	Gemüse	
Ahorn		●		●	●		●							
Beifuß				●	●									
Birke		●	●	●	●	●								
Buche	●		●	●		●								
Eiche	●		●	●		●								
Erle		●	●	●	●	●								
Esche	●		●	●		●								
Gräser							●	●	●	●		●		
Hasel		●	●	●	●	●								
Kräuter											●		●	
Pappel	●		●	●		●								
Kreuzkraut		●												
Roggen							●		●	●		●	●	

Wenn Sie an einer Allergie gegen Blütenpollen leiden, treten oft auch Allergien gegen Nahrungsmittel aus verwandten Pflanzen auf. Diese Produkte sollten Sie dann nach Möglichkeit ebenfalls meiden.

Ihnen hier eine Auswahl vor. Sie sollten zunächst ausprobieren, welcher Stoff Ihnen am besten hilft, und dann eventuell versuchen, mit einem zweiten ein noch besseres Ergebnis zu erzielen.

Zu den wirksamen Vitalstoffen zählt die **Linolensäure**. Diese mehrfach ungesättigte Fettsäure bringt die Immunreaktion wieder ins Gleichgewicht. Besonders reich an Linolensäure sind beispielsweise Distel- und Sonnenblumenöl, die Sie für schmackhafte Salate verwenden können.

Enthalten ist die Linolensäure auch in **Nachtkerzenöl**, das es rezeptfrei in Kapselform in der Apotheke zu kaufen gibt. Täglich vier bis sechs Kapseln à 500 mg Nachtkerzenöl können die akuten Beschwerden lindern (120 Kapseln, mit denen Sie etwa einen Monat auskommen, kosten zwischen 30 und 40 €). Reich an Linolensäure ist auch **ägyptisches Schwarzkümmelöl**, das es ebenfalls als Kapseln in der Apotheke, im Reformhaus oder Versandhandel zu kaufen gibt. Die Kosten für eine Tagesdosis betragen etwa 1€.

Kapseln mit Nachtkerzenöl können die quälenden Beschwerden lindern.

Gegen die Schleimhautreizung ist auch die Einnahme von **Zinkpräparaten** wirksam (z. B. Unizink® oder Zinkorotat®, jeweils zweimal eine Tablette täglich).

Kalzium dichtet die Zellmembranen ab und lindert so das Laufen der Nase wie auch das Tränen der Augen. Empfehlenswert sind Tagesdosen von 500 mg. **Magnesium** in Tagesdosen von 250 mg verhindert die Histaminfreisetzung aus den Mastzellen.

Vitamine können das Allergiegeschehen wirksam bremsen

Vitamin C, in hohen Dosen verabreicht, ist in der Lage, den Heuschnupfen zu bremsen. Es senkt die Konzentration des Histamins im Blutplasma. Als wirksam haben sich erfahrungsgemäß täglich 2 bis 4 g Vitamin C erwiesen.

Auch die B-Vitamine sind in der Lage, die überschießende Reaktion des Immunsystems einzudämmen. So kann **Pantothensäure** (Vitamin B_5) in Tagesdosen von 100 bis 500 mg die allergischen Symptome reduzieren. Die Vitamine B_3 (**Niacin**; 100 mg täglich), B_6 (50 mg täglich) und **B_{12}** (50 μg täglich) haben sich ebenfalls gegen allergische Beschwerden als wirksam erwiesen. Am einfachsten versorgen Sie sich mit diesen Vitaminen durch ein hoch dosiertes Vitamin-B-Komplex-Präparat, das Sie in Apotheken oder im Versandhandel beziehen können. Die Therapiekosten liegen bei etwa 15 bis 20 € im Monat.

Eine spezielle Nasencreme ist teuer und nutzlos

Seit 1999 ist auch eine spezielle „Pollenschutzcreme" (Simaroline®) auf dem Markt, die Heuschnupfenpatienten im Bereich der Nasenlöcher auftragen sollen. Die Creme soll so verhindern, dass die Pollenkörner in die Nase eindringen. Doch unabhängige Experten aus Wiesbaden, Köln und Heidelberg haben die Nasencreme im Dezember 2000 getestet. Simaroline® hat sich dabei als absolut wirkungslos erwiesen.

43 Heuschnupfengeplagte, die in hessischen Apotheken die „Pollenschutzcreme" erworben hatten, nahmen an der Studie teil. Insgesamt war eine zweiwöchige Behandlungs- und Beobachtungsphase geplant. Doch bereits nach einer Woche brach knapp die Hälfte der Patienten die Anwendung ab, weil sie keine Linderung verspürten.

Eine Studie ergab keinerlei Wirksamkeit.

Aber auch diejenigen, die bis zum Ende durchhielten, sprachen der Creme jegliche Wirksamkeit ab. Die ärztliche Untersuchung bestätigte die subjektiven Eindrücke der Patienten: Typische Allergie-Symptome wie Rötung und Schwellung der Nasenschleimhaut, aber auch Laborparameter blieben unbeeinflusst.

Die Creme, so die Experten, habe sich als reine Vaseline entpuppt, die jedoch zu einem fast 100fach überhöhten Preis verkauft wurde. Greifen Sie daher besser auf Vaseline oder einfaches Pflegeöl zurück, die Sie um die Nasenlöcher herum auftragen. Das bietet durchaus einen gewissen Schutz vor Pollenkörnern. ■

Nutzen Sie B-Vitamine und Magnesium als natürliche Schmerzkiller

Wenn Sie die Vitalstoffe regelmäßig einnehmen, sinkt langfristig die Schmerzbereitschaft Ihres Körpers

Akut auftretende Schmerzen sind ein Alarmsignal Ihres Körpers, das Sie keinesfalls ignorieren sollten. Lassen Sie die Ursachen stets abklären, wenn die Symptome länger als zwei bis drei Tage andauern. Wenn ein Schmerz dagegen chronisch geworden ist, hat er seine Alarmfunktion verloren. Durch den ständigen Schmerzreiz bildet sich ein so genanntes **Schmerzgedächtnis** aus. Die Nerven werden besonders empfindlich und die Schmerzschwelle sinkt.

Chronischer Schmerz hat seine Signalfunktion verloren.

Schmerz ist dann nicht mehr nur das Symptom, das auf eine Verletzung oder innere Krankheit hindeutet. Chronische Schmerzen sind selbst zu einer Krankheit geworden, die ärztlich behandelt werden muss.

Vitalstoffe löschen das Schmerzgedächtnis

Ein gutes Beispiel für chronische Schmerzen, die scheinbar ohne eine körperliche Ursache auftreten, sind Rückenschmerzen. Experten gehen davon aus, dass nur bei 20 % der Patienten tatsächlich eine Schädigung der Bandscheiben oder der Wirbelgelenke vorliegt. Bei den restlichen hat sich der Schmerz verselbständigt oder hat eher psychische Ursachen. Vielfach lassen sich Schmerzwahrnehmung und -verarbeitung bei chronischen Schmerzen durch den gezielten **Einsatz hoch dosierter Vitalstoffe** günstig beeinflussen.

Bei diesen Schmerzsyndromen helfen Vitalstoffe:

- Rückenschmerzen (akut und chronisch)
- Kopfschmerzen und Migräne
- Arthritis und Arthrose
- Tumorschmerzen
- Gürtelrose („Post-Zoster-Neuralgie“)
- Fibromyalgie

Eine Übersicht, welche orthomolekularen Substanzen Sie bei welchen Schmerztypen anwenden können, finden Sie in der Tabelle unten.

B-Vitamine fördern körpereigene Schmerzhemmer

Unter allen Vitalstoffen, die sich gegen unterschiedliche Schmerzsyndrome bewährt haben, ragen besonders die **B-Vitamine** heraus.

Hoch dosierte Vitalstoffe schalten Schmerzen aus.

Vitamin B_1 (Thiamin) ist wichtig für die Energieversorgung der Nervenzellen. Die Vitamine B_6 (Pyridoxin) und B_{12} (Cobalamin) sind am Aufbau der schützenden Hüllen um die Nervenfasern und an der Produktion körpereigener schmerzhemmender Substanzen beteiligt.

Diese Vitalstoffe helfen Ihnen bei Schmerzen*

Vitalstoff	Funktion	Dosis**
Vitamin B_1	hemmt die Schmerzübertragung der Nervenfasern, vor allem bei Neuralgien, chronischen Kopf- und Knochenschmerzen; hebt die Schmerzschwelle, z. B. bei Fibromyalgie	100 – 500 mg
Vitamin B_6	fördert die Bildung des Schmerzhemmers Serotonin	50 – 100 mg
Vitamin B_{12}	fördert die Nervenreparatur; gute Wirkung bei Rücken- und Tumorschmerzen	1 – 5 mg/Woche (als Injektion)
Vitamin E	lindert schmerzhafte Entzündungen sowie Gelenk- und Muskelschmerzen	400 – 800 mg
Magnesium	entspannt die Muskeln; gute Wirksamkeit bei Migräne und Kopfschmerzen	400 – 600 mg
Fischöl	Bildung entzündungshemmender Botenstoffe aus Omega-3-Fettsäuren	2 – 4 g
Arginin	Bildung körpereigener Schmerzhemmer (Endorphine)	5 – 15 g (als Injektion)
Tryptophan	fördert die Muskelentspannung bei Fibromyalgie	3 x 50 – 100 mg
Phenylalanin	Bildung körpereigener Schmerzhemmer (Endorphine)	0,25 – 1 g

* Die angegebenen Mengen eignen sich nicht zur Selbstmedikation. Beraten Sie sich bitte mit Ihrem Therapeuten.
** Tagesdosis, sofern nicht anders angegeben.

Quelle: Journal für Orthomolekulare Medizin, 2002

Mediziner der Weserberglandklinik in Höxter haben im Jahr 1990 über 400 Rückenschmerz-Patienten mit B-Vitaminen behandelt. Die Hälfte erhielt lediglich ein schmerzhemmendes Medikament (Diclofenac), die anderen zusätzlich täglich die Vitamine B_1 (300 mg), B_6 (300 mg) und B_{12} (150 mg). Die Patienten in der Vitamin-Gruppe bewerteten nach zwei Wochen ihre Schmerzen als deutlich geringer gegenüber denjenigen, die nur mit Diclofenac behandelt worden waren.

Greifen Sie bei Kopfschmerzen und Migräne zu Magnesium

Als weiterer Vitalstoff eignet sich **Magnesium** zur Schmerzbehandlung. Der Mineralstoff hat sich vor allem in der Therapie von **Migräne und Kopfschmerzen** bewährt.

42 % weniger Migräne-Attacken durch Magnesium.

Im Jahr 1996 haben Mediziner der Kliniken München-Harlaching 81 Migränepatienten entweder mit 600 mg Magnesium täglich oder einem Scheinmedikament (Placebo) behandelt. Nach neun Wochen reduzierte sich die Anfallshäufigkeit in der Magnesium-Gruppe um 42 %. In der Placebo-Gruppe gingen die Migräne-Attacken jedoch nur um 16 % zurück.

Die Wirkung trat erst nach etwa zwei Monaten ein. Magnesium ist daher weniger bei akut auftretenden Schmerzen geeignet. Wenn Sie den Mineralstoff jedoch regelmäßig einnehmen, sinkt langfristig Ihre Neigung zu Schmerzattacken.

Aminosäuren reduzieren die Schmerzwahrnehmung

Bekannt ist auch die Wirksamkeit der Aminosäure Phenylalanin gegen Schmerzen. Sie hemmt den Abbau der Endorphine im Körper und kann daher ihren schmerzstillenden Effekt verstärken. Je mehr Phenylalanin im Körper vorhanden ist, desto besser werden Schmerzen gehemmt. In Tierversuchen hat sich diese Wirkung bereits bestätigt. Erfahrungsgemäß gelten beim Menschen Tagesdosierungen von 750 bis 2.000 mg als wirksam. Ob dieser Vitalstoff allerdings bei allen Patienten wirkt, ist bisher nicht in Studien untersucht worden. Gegen einen Versuch mit dieser nebenwirkungsfreien Aminosäure ist jedoch nichts einzuwenden.

Eine weitere Aminosäure, das **Tryptophan,** hat sich in Studien ebenfalls als nebenwirkungsfreier Schmerzkiller erwiesen. Mediziner der Universität Florenz haben im Jahr 1999 etwa 50 Kopfschmerz-Patienten mit 1 g Tryptophan täglich behandelt. Eine Kontrollgruppe erhielt ein Scheinpräparat (Placebo). Durch das Tryptophan war nach zwölf Wochen die Kopfschmerzhäufigkeit um 50 % gesunken, in der Placebo-Gruppe lediglich um 27 %.

Vitalstoffe wirken langfristig

Vor allem bei Schmerzen, die mit Entzündungen einhergehen (z. B. bei rheumatischen Beschwerden), helfen Ihnen **Fischölkapseln.** Diese enthalten Omega-3-Fettsäuren, die im Körper in entzündungshemmende Substanzen umgewandelt werden und Schmerzen unterdrücken.

Omega-3-Fettsäuren können den Schmerz unterdrücken.

Bei allen hier vorgestellten Vitalstoffen müssen Sie in der Regel nicht mit Nebenwirkungen rechnen. Lediglich bei Fischölkapseln kann es zu Wechselwirkungen mit blutverdünnenden Medikamenten (z. B. Marcumar®) kommen. Allerdings sollte Ihnen klar sein, dass diese natürlichen Substanzen keine Arzneimittel sind. Das bedeutet, dass sie nicht unmittelbar schmerzstillend wirken, sondern eher einen Langzeiteffekt haben. Die ersten Effekte dürften sich etwa nach zwei bis drei Wochen einstellen. Wenn Sie nach sechs bis acht Wochen noch keine Schmerzlinderung erfahren haben, sollten Sie es eventuell mit einem anderen Vitalstoff versuchen. ■

Coenzym Q_{10} und Vitamin C halten Ihre Zähne lange gesund

Fluor ist nur ein Vitalstoff von vielen und reicht für die Zahngesundheit nicht aus

Zweimal täglich Zähneputzen und zweimal jährlich zum Zahnarzt. Wenn Sie sich an diese weit verbreitete Regel halten, so scheint es, haben Sie genügend dafür getan, um Ihre Zähne gesund zu halten. Doch manche Experten sehen das ein wenig anders. Beispielsweise Professor Jörg Meyle von der Universität Gießen: „Es ist bedauerlich, dass wir immer noch nach Grundsätzen und Richtlinien behandeln, die inzwischen über 30 Jahre alt sind", so der Präsident der Deutschen Gesellschaft für Parodontologie (Zahnbetterkrankungen). Im Grunde genommen müsste bei richtiger Pflege und Behandlung niemand auf die „dritten Zähne", also ein Gebiss, angewiesen sein.

Zähneputzen und regelmäßige Zahnarztbesuche sind nur die halbe Miete.

Jeder dritte Erwachsene leidet an einer Zahnfleischentzündung

Erkrankungen des Zahnbetts sind die Hauptgründe dafür, dass Zähne im Erwachsenenalter verloren gehen. Kennzeichen solcher Erkrankungen ist, dass sich das Zahnfleisch vom Zahn ablöst und sich zwischen beiden eine so genannte **Tasche** bildet. Am Anfang steht meist eine **Zahnfleischentzündung (Gingivitis)**. Sie wird durch bakterielle Zahnbeläge (Plaques) ausgelöst. Ein sicherer Hinweis auf eine solche Entzündung ist, wenn das Zahnfleisch, z. B. bei Berührung mit der Zahnbürste oder einer Zahnarzt-Sonde, zu bluten beginnt. Wenn die Entzündung auch die tiefer gelegenen Schichten des Zahnhalteapparats erfasst, kommt es zur **Zahnbettentzündung (Parodontitis)**. Unbehandelt lockert sich dann der Zahn und fällt aus.

Sollten sich bei der Untersuchung Anzeichen für eine Zahnbettentzündung ergeben (darauf deuten in der Regel tiefe Taschen oder leicht blutendes Zahnfleisch hin), kann Ihr Zahnarzt sofort Gegenmaßnahmen einleiten.

So kann Ihr Zahnarzt die Entzündung behandeln:

- Entfernung von Zahnbelag und Zahnstein
- lokale Antibiotika-Therapie
- operative Entfernung der Zahnfleischtaschen
- Transplantation von Knochengewebe in den Kiefer

Speichel: wertvoller Saft für die Zähne

Auf jeden Fall besser als eine Behandlung ist selbstverständlich immer die Vorbeugung. Und einer der **wichtigsten Schutzfaktoren** für Ihre Zähne **ist der Speichel**. Er enthält **wichtige Mineralstoffe**, die erste Lücken im Zahnschmelz wieder schließen können. Außerdem verfügt er über eine Reihe von **Enzymen** und **Immunzellen**, die die bakteriellen Erreger der Zahnbetterkrankungen unschädlich machen. Normalerweise produzieren die Speicheldrüsen pro Tag etwa 750 ml Speichel. Doch es gibt eine Reihe von Störungen, die die Speichelproduktion vermindern.

Im Alter sinkt die Speichelproduktion.

Hemmend auf die Speichelproduktion wirken:

- Entzündungen und krebsartiges Wachstum der Speicheldrüsen
- Blockaden der Drüsengänge (durch Speichelsteine)
- Schilddrüsenüberfunktion
- Diabetes

Darüber hinaus gibt es eine Reihe von **Medikamenten**, die den Speichelfluss behindern, z. B. harntreibende Mittel (Diuretika), Säureblocker (Antazida), Psychopharmaka oder bestimmte Allergiemittel (Antihistaminika).

Generell ist auch mit zunehmendem Alter eine geringere Speichelproduktion zu beobachten. Die Folge ist dann ein ständiges Gefühl der Mundtrockenheit. Zum Ausgleich dieser **Mundtrockenheit** sollten Sie stets **ausreichend trinken** (etwa 1,5 bis 2 l pro Tag).

Die Speichelproduktion können Sie außerdem anregen durch (möglichst zuckerfreie) **Kaugummis**, **Lutschbonbons** (z. B. Bayrisch Malz) oder **aromatisch-scharfe Gewürze und Gemüse** wie Anis, Fenchel und Sellerie. In schweren Fällen kann Ihnen Ihr Arzt auch ein Medikament gegen die Mundtrockenheit verschreiben (Salagen®). Daneben gibt es die Möglichkeit, den Mund mit **künstlichem Speichel**, der unter anderem als Spray (z. B. Glandosane®) angeboten wird, zu benetzen.

Fluor ist gut – aber noch längst nicht ausreichend

Vermutlich wissen Sie, dass das Spurenelement **Fluor** Ihre Zähne härtet und so vor Karies schützt. Einen wichtigen Beitrag dazu leisten fluoriertes Speisesalz, ein spezielles Fluorid-Zahngel und Fluorid-Tabletten.

Doch Fluor ist für Ihre Zahngesundheit lediglich einer von vielen Vitalstoffen. Außerdem spielt Karies im Erwachsenenalter bei Zahnverlusten nicht mehr die Hauptrolle. Viel mehr Zähne gehen mittlerweile durch Zahnbettentzündungen verloren. Und hier sind zum Schutz ganz andere Vitalstoffe von Bedeutung (siehe auch Tabelle auf Seite 188).

Fluor ist für die Zahngesundheit lediglich einer von vielen Vitalstoffen.

Einer der wichtigsten Vitalstoffe für Ihre Zähne ist das **Vitamin C**. Als die Seeleute in der frühen Neuzeit aufgrund von Vitamin-C-Mangel an Skorbut erkrankten, bemerkten sie das zuerst am Zahnfleischbluten. Später fielen dann die Zähne gleich reihenweise aus.

Wie gesund ist Ihr Zahnfleisch?

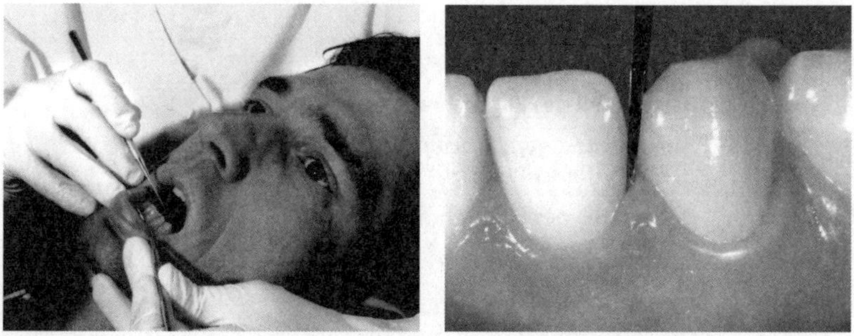

Bei Zahnbetterkrankungen bilden sich zwischen Zahn und Zahnfleisch so genannte Taschen. Je tiefer sie sind, desto weiter fortgeschritten ist die Erkrankung. Mit einer speziellen Sonde (Bild rechts), an der Markierungen angebracht sind, lässt sich die Gefährdung für den Zahn abschätzen.

Fotos: meridol, Dr. Bengel, DGP

So starke Mangelerscheinungen gehören heute glücklicherweise der Vergangenheit an. Aber sie zeigen doch, dass eine ausreichende Vitamin-C-Versorgung bedeutsam für Ihre Zähne ist.

Vitamin C festigt Ihr Zahnfleisch

Eine Reihe von Studien zeigt, dass niedrige Blutspiegel an Vitamin C auch mit einem erhöhten Risiko für Parodontitis einhergehen. Genauere Untersuchungen dazu haben beispielsweise finnische Wissenschaftler der Universität Kuopio im Jahr 1993 vorgenommen. Sie ermittelten die durchschnittliche Vitamin-C-Aufnahme von 150 Testpersonen und analysierten anschließend den Zustand der Zähne.

Dabei zeigte sich, dass Personen, die **wenig Vitamin C** aufnahmen (unter 52 mg pro Tag), dreimal **öfter Zahnfleischentzündungen** hatten als solche, die deutlich mehr Vitamin C aufnahmen (über 77 mg täglich). Mehr als 60 % der „Vitaminmuffel" wiesen Zahnfleischtaschen auf, die tiefer als 4 mm waren. In der besser versorgten Gruppe lag der Anteil nur bei etwa 35 %. Außerdem traten Zahnfleischblutungen hier seltener auf.

Diese 10 Vitalstoffe schützen Ihre Zähne

Vitalstoff	Wirkung	Wirksame Tagesmengen
Coenzym Q_{10}	schnellere Abheilung von Entzündungen	ca. 60 mg
Fluor	Härtung des Zahnschmelzes	1,5 bis 2 mg
Folsäure	Bindung bakterieller Toxine aus Zahnbelägen	400 µg
Kalzium	Bestandteil des Zahnschmelzes	1 bis 2 g
Mangan	Abbau schädigender Sauerstoffradikale in den Zahnfleischtaschen	2 bis 5 mg
Phosphor	Bestandteil des Zahnschmelzes	1,2 bis 1,6 g
Vitamin C	Festigung des Zahnfleisches	200 bis 500 mg
Vitamin D	Förderung der Kalziumaufnahme	200 I. E.* (5 µg)
Vitamin E	entzündungshemmend	100 bis 200 I. E.* (70 bis 140 mg)
Zink	antibakteriell und plaquehemmend	15 mg

* I. E. = Internationale Einheiten

So schützt Vitamin C Ihre Zähne:

- Es stärkt das Bindegewebe.
- Es hemmt bindegewebsabbauende Enzyme.
- Es stärkt das Immunsystem im Zahnhalsbereich.
- Es hemmt Entzündungsreaktionen.

Sollten Sie zu Zahnfleischbluten und -entzündungen neigen, könnte Ihre Vitamin-C-Versorgung mangelhaft sein. Essen Sie mehr Obst und Gemüse (z. B. Südfrüchte, Paprika, Erdbeeren). Auch die Einnahme von **200 bis 500 mg Vitamin C** täglich könnte die Symptome zurückdrängen.

Coenzym Q_{10} unterstützt den Heilungsprozess

Ein weiterer wichtiger Nährstoff in der Zahnmedizin ist das Coenzym Q_{10}. Dieser Vitalstoff ist wichtig für die Energiebereitstellung in den Körperzellen und unterstützt damit den Heilungsprozess bei Zahnbetterkrankungen.

Coenzym Q_{10} stoppt Zahnfleischbluten und festigt die Zähne.

In einer japanischen Untersuchung am Universitätskrankenhaus in Hiroshima aus dem Jahr 1981 zeigte sich bei einer **vierwöchigen Gabe von 60 mg Coenzym Q_{10} täglich** ein deutlicher Rückgang der Symptome wie Blutungen, Zahnfleischentzündungen oder lockere Zähne.

Extratipp: Nehmen Sie bei Zahnfleischentzündungen Coenzym Q_{10} als **Lutsch-** oder **Sublingualtablette** (unter der Zunge auflösend) ein. Dadurch kommt der Wirkstoff direkt an den Ort des Geschehens. Solche Tabletten erhalten Sie in der Apotheke oder im Versandhandel (Adressen siehe Seite 193). Die Tagestherapiekosten betragen etwa 0,75 €. Empfehlenswert sind außerdem spezielle **Tropfen** (Sanomit®), die Coenzym Q_{10} in gelöster Form enthalten.

In der Tabelle auf Seite 188 finden Sie noch weitere Vitalstoffe für Ihre Zahngesundheit. Am besten untersucht ist die Wirksamkeit für Vitamin C und für Coenzym Q_{10}. Dennoch sollten Sie die anderen nicht außer Acht lassen. Denn Vitalstoffe sind neben einer gründlichen Zahnpflege und einer regelmäßigen Kontrolle beim Zahnarzt das dritte wichtige Standbein für gesunde Zähne. ■

Anhang

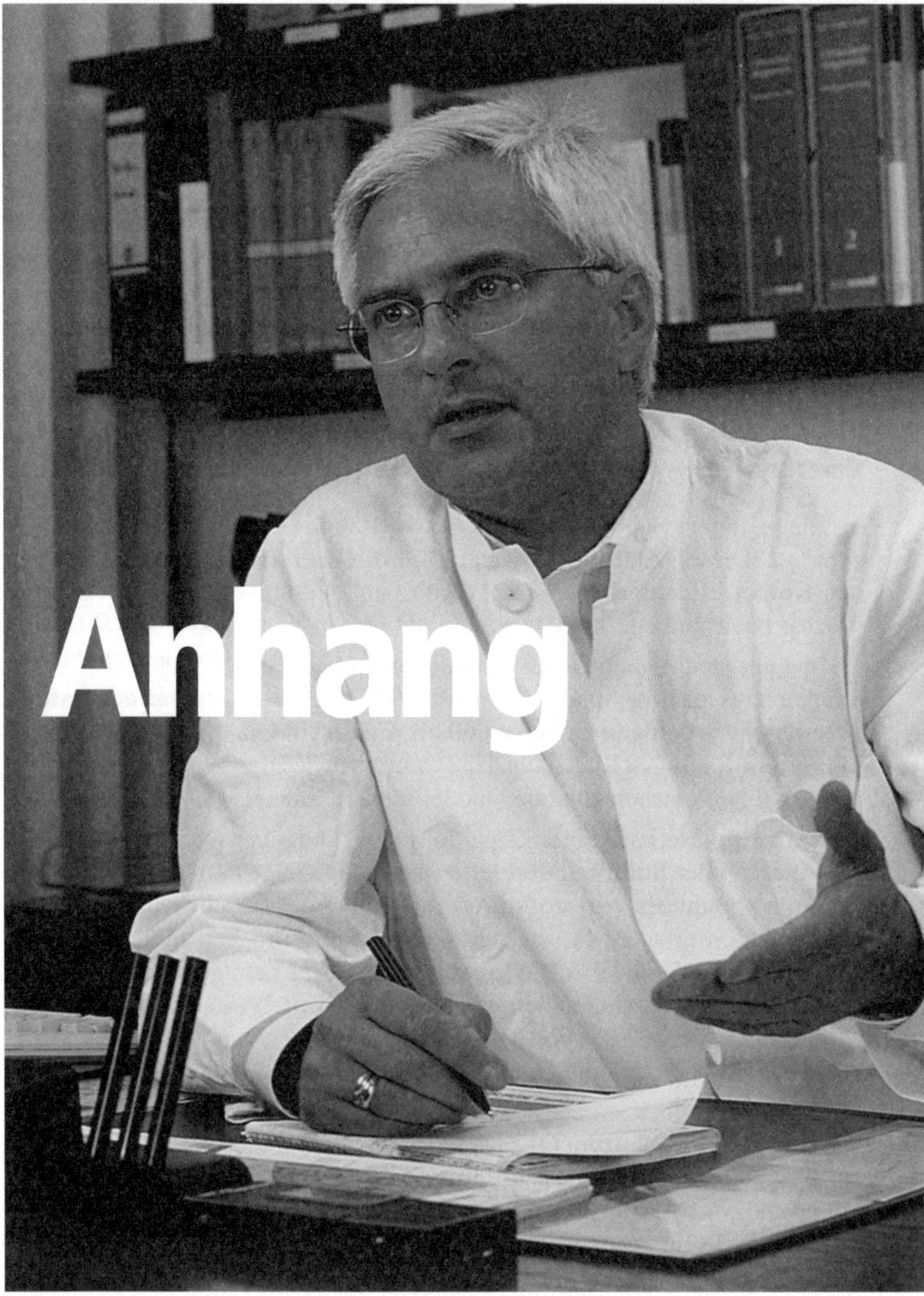

Adressenliste orthomolekulare Medizin

Ärztegesellschaften

Hier erhalten Sie Informationen rund um die orthomolekulare Medizin und Adressen von Therapeuten in Ihrer Nähe:

- **Bundesverband Deutscher Ernährungsmediziner**
  Reichsgrafenstr. 11
  79102 Freiburg
  Tel.: 0761/7 04 02 14, Fax: 0761/7 20 24
  www.bdem.de

- **Deutsche Gesellschaft für Orthomolekulare Medizin (DGOM)**
  Friedrich-Hinsen-Str. 11
  41542 Dormagen
  Tel.: 02 11/58 00 26 46
  www.dgom.de

- **Forum Orthomolekulare Medizin**
  Elvirastr. 29
  80636 München
  Fax: 0 86 41/69 89 39
  www.f-o-m.de
  (Therapeutenliste im Internet oder mit frankiertem Rückumschlag)

- **Gesellschaft für angewandte Vitaminforschung (GVF)**
  Arthur-Scheunert-Allee 114 - 116
  14558 Nuthetal
  Tel.: 033/20 08 85 50, Fax: 033/20 08 85 73
  www.vitaminforschung.org

- **Prevent-Network**
  Strangenhäuschen 26
  52070 Aachen
  Tel.: 01 80/5 11 44 30, Fax: 01 80/5 11 44 35
  www.preventnetwork.com

Laboranalysen

In diesen Labors kann Ihr Therapeut Vitalstoffanalysen vornehmen lassen:

- **Diagnostisches Centrum für Mineralanalytik**
  Löwensteinstr. 7 – 9
  97828 Marktheidenfeld
  Tel.: 0 93 94/9 70 30, Fax: 0 93 94/97 03 33
  www.diagnostisches-centrum.de

- **Ganzimmun**
  Hans-Böckler-Str. 109
  55128 Mainz
  Tel.: 0 61 31/72 05-0, Fax: 0 61 31/72 05-100
  www.ganzimmun.de

- **Labor Dr. Bayer**
  Bopserwaldstr. 26
  70184 Stuttgart
  Tel.: 07 11/16 41 80, Fax: 07 11/1 64 18 18
  www.labor-bayer.de

- **Labor Dr. Fenner**
  Bergstr. 14
  20095 Hamburg
  Tel.: 0 40/30 95 50, Fax: 0 40/3 09 55 13
  www.fennerlabor.de

- **RP Vitamino Analytik**
  Friedensring 22 - 24
  50171 Kerpen
  Tel.: 0 22 37/65 76 30, Fax: 0 22 37/65 76 49
  www.rp-vitamino.com

- **Vital Age**
  Kalkbergstr. 165
  52080 Aachen
  Tel.: 02405/96 36, Fax: 02405/2 11 46
  www.vital-age.de

Vertreiber von Nahrungsergänzungsmitteln (ohne Anspruch auf Vollständigkeit)

- **Centropa**
  Karveelweg 30 A
  NL-6222 NH Maastricht, Niederlande
  Tel.: 01805/33 11 60, Fax: 00 31/43/3 52 31 69
  www.centropa.com

- **DeltaStar Nutrients**
  Magalhaesweg 8b
  NL-5928 LN Venlo, Niederlande
  Tel.: 00 31/77/3 96 91 61, Fax: 00 31/77/3 96 97 68
  www.deltastar.nl

- **Kyberg Vital**
  Keltenring 8
  82041 Oberhaching
  Tel.: 0 89/61 38 09 20, Fax: 0 89/61 38 09 29
  www.kyberg-vital.de

- **New Food Corporation**
  Postbus 243
  NL-6590 AE Gennep, Niederlande
  Tel.: 00 31/485/53 08 60, Fax: 00 31/485/53 02 51
  www.newfoodcorp.com

- **Podomedi**
  Rigtersbleek Aalten 4
  NL-7521 RB Enschede
  Tel.: 0800/93 15 15 15, Fax: 0800/93 16 16 16
  www.podomedi.com

- **Synomed**
  Flamweg 132 – 134
  25335 Elmshorn
  Tel.: 04121/12 20, Fax: 04121/17 29
  www.synomed.de

Alle Vitamine im Überblick				
Vitamin	**Vorkommen in Nahrungs- mitteln**	**Aufgaben im Körper**	**Mindest- bedarf pro Tag (Erwach- sene)**	**Tages- dosierung für Heil- zwecke***
Vitamin A	Leber, Milchpro- dukte, Eigelb, grünes Gemüse, Obst	Sehvorgang, Re- generation von Geweben	3.000 I. E.**	bis 25.000 I. E.
Beta-Carotin (Vitamin-A- Vorstufe)	Karotten, Rote Bete, Kohl, Spi- nat, Melonen	Schutz vor Sau- erstoffradikalen (Antioxidans)	15 mg	bis 100 mg
Vitamin B_1 (Thiamin)	Vollkornproduk- te, Kartoffeln, Milchprodukte, Eier, Nüsse	Energiegewin- nung	1,3 mg	bis 300 mg
Vitamin B_2 (Riboflavin)	Vollkornproduk- te, Hülsenfrüch- te, Eier	Energiegewin- nung	1,6 mg	bis 1.000 mg
Vitamin B_6 (Pyridoxin)	Vollkornproduk- te, Fleisch, Ei- gelb	Energiegewin- nung, Aufbau von Nervenbo- tenstoffen	1,8 mg	bis 200 mg
Vitamin B_{12} (Cobalamin)	Leber, Rind- fleisch, Fisch, Milchprodukte, Sauerkraut	Entgiftung, Auf- bau von Nerven- botenstoffen und Körper- fetten	3 µg***	bis 1.000 µg
Niacin	Vollkornproduk- te, Leber, Nüsse, Fisch, Hülsen- früchte	Energiegewin- nung, Bildung von Eiweißen und Hormonen	16 mg	bis 1.000 mg
Panto- thensäure	Fisch, Leber, Ei- gelb, Nüsse, Hül- senfrüchte, Voll- kornprodukte	Energiegewin- nung, Regenera- tion von Gewe- ben, Produktion der Gallensäure	6 mg	bis 1 g

* Diese Dosierungen eignen sich nicht für die Selbstanwendung, sondern sollten nur in Absprache mit einem erfahrenen Therapeuten eingenommen werden.

** I. E. = Internationale Einheiten

*** 1 µg = 1/1000 mg

Alle Vitamine im Überblick

Vitamin	Vorkommen in Nahrungsmitteln	Aufgaben im Körper	Mindestbedarf pro Tag (Erwachsene)	Tagesdosierung für Heilzwecke*
Biotin	Nüsse, Leber, Eier, Fisch, Milchprodukte	Energiegewinnung, Aufbau von Fettsäuren, Entgiftung	30 bis 60 µg	2.000 mg
Folsäure	grünes Blattgemüse, Vollkornprodukte, Hülsenfrüchte	Entgiftung, Regeneration von Geweben, Aufbau der Erbsubstanz DNA	400 µg	bis 400 mg
Vitamin C	Obst und Gemüse, z. B. Paprika, Kohl, Kartoffeln, Sanddorn, Südfrüchte, Erdbeeren	Schutz vor Sauerstoffradikalen (Antioxidans), Immunfunktion	100 mg	bis 5 g
Vitamin D	Lebertran, Butter, Eigelb, Leber	Stärkung der Knochen	5 µg (ab 65 Jahren 10 µg)	bis 20 µg
Vitamin E	pflanzliche Öle, Paprika, Spargel, Himbeeren	Schutz vor Sauerstoffradikalen (Antioxidans), Immunfunktion, Entzündungshemmung, bessere Durchblutung	15 I. E.	bis 1.200 I. E.
Vitamin K	grünes Gemüse, Sauerkraut, Leber	Blutgerinnung	65 bis 80 µg	bis 1.000 µg

* Diese Dosierungen eignen sich nicht für die Selbstanwendung, sondern sollten nur in Absprache mit einem erfahrenen Therapeuten eingenommen werden.

** I. E. = Internationale Einheiten

*** 1 µg = 1/1000 mg

Die wichtigsten Mineralstoffe im Überblick				
Mineralstoff	**Vorkommen in Nahrungsmitteln**	**Aufgaben im Körper**	**Mindestbedarf pro Tag (Erwachsene)**	**Tagesdosierung für Heilzwecke***
Eisen	Fleisch, Hülsenfrüchte, Eigelb, Vollkornprodukte	Sauerstofftransport im Blut, Energiegewinnung	14 mg	bis 20 mg
Fluor	Nüsse, Meeresfische, schwarzer Tee	Bestandteil der Zahn- und Knochenstruktur	2 bis 4 mg	bis 6 mg
Jod	Seefisch, jodiertes Speisesalz	Produktion von Schilddrüsenhormonen	150 µg	bis 300 µg
Kalzium	Milchprodukte, Nüsse, grünes Gemüse, Eier	Aufbau der Knochen, Erregung von Muskeln und Nerven, Herztätigkeit	800 mg	bis 2.000 mg
Magnesium	Vollkornprodukte, Nüsse, Hülsenfrüchte, Fleisch, Gemüse	Enzymaktivierung, Erregung von Muskeln und Nerven, Herztätigkeit	350 mg	bis 1.000 mg
Selen	Meeresfische, Fleisch, Leber, Vollkornprodukte, Nüsse	Schutz vor Sauerstoffradikalen (Antioxidans), Produktion von Schilddrüsenhormonen	70 bis 120 µg	bis 200 µg
Zink	Fleisch, Leber, Seefisch, Milchprodukte, Eier	Schutz vor Sauerstoffradikalen (Antioxidans), Immunfunktion	15 mg	bis 50 mg

* Diese Dosierungen eignen sich nicht für die Selbstanwendung, sondern sollten nur in Absprache mit einem erfahrenen Therapeuten eingenommen werden.

** I. E. = Internationale Einheiten

*** 1 µg = 1/1000 mg

Register

A

B

C

D

E

F

G

H

I

J

R

S

T

U

V

W

X

Z

IMPRESSUM

Koblenzer Str. 99, D-53177 Bonn

9. aktualisierte Auflage 2011

Herausgeber und Redaktionsleitung: Dr. Ulrich Fricke (v.i.S.d.P.), Niederwürzbach

Autoren: Andrea Materna, Susanne Sachs, Dr. Anita Schweiger, Alexander Ströhle

Wissenschaftliche Begutachtung: Prof. Dr. med. habil. Detlev G.S. Thilo-Körner, Facharzt für Innere Medizin, Angiologie, Naturheilverfahren, Herzogenaurach; Dr. med. Ilham Trad, Ärztin, Crans Montana (Schweiz)

Lektorat: Susanne Kolle, Gernot Beger, Reinhard Fey

Illustrationen: Christine Goerigk, Karl Heppe, Ute Pawellek

Umschlaggestaltung: Text und Konzept, Sven Meyer, Neufahrn

Layout und Satz: DTP & Grafik Büro, Brunhilde König, Moosburg

Druck: Görres-Druckerei und Verlag GmbH, Koblenz

Printed in Germany.

ISBN: 978-3-932017-25-4

Haftungsausschluss:

Alle Beiträge wurden mit Sorgfalt recherchiert und überprüft. Dennoch erfolgen alle Angaben ohne Gewähr. Weder die Autoren noch die Redaktion oder der Verlag können für die in diesem Buch gemachten Angaben eine Haftung übernehmen. Die hier veröffentlichen Gesundheitsinformationen und Tipps können die ärztliche Beratung und Betreuung nicht ersetzen. Die Beiträge enthalten keine individuellen Therapie-Ratschläge. Für die Behandlung von Beschwerden und Erkrankungen sollten Sie auf jeden Fall ärztlichen Rat einholen.

Ihre Meinung ist uns wichtig!

Haben Sie Fragen oder Anregungen zu diesem Buch? Dann schreiben Sie uns:

FID Gesundheit, Leserservice *Länger und gesünder leben*, Koblenzer Str. 99, 53177 Bonn, info@fid-gesundheitswissen.de

Edition *Länger und gesünder leben*

Dieses Buch wurde aus Beiträgen des monatlich erscheinenden Gesundheitsratgebers *Länger und gesünder leben* zusammengestellt. *Länger und gesünder leben* ist ein aktueller Informationsdienst für gesundheitsbewusste Menschen, die sich wissenschaftlich fundiert, aber leicht verständlich über ganzheitliche Medizin informieren und die Vorzüge der Schulmedizin mit denen der alternativen Heilkunde verbinden möchten. Er berichtet über allerneueste, oft wenig bekannte Behandlungsmethoden und Heilmittel aus der komplementären und orthomolekularen Medizin, recherchiert an Forschungszentren weltweit. Weitere Schwerpunkte bilden Wirkungen von Nahrungsergänzungsstoffen, Vitaminen und Mineralien zur Vorbeugung und Therapie. *Länger und gesünder leben* bietet detaillierte, im Alltag leicht umsetzbare Informationen über Anwendung, Dosierung und Bezugsquellen. Ein Netzwerk von Autoren und Gutachtern, bestehend aus anerkannten Medizinern, Ernährungswissenschaftlern und Humanbiologen, steht für die Verlässlichkeit der medizinischen Informationen. So können Sie als Leser Krankheiten vorbeugen, Ihre Lebensspanne verlängern und noch in fortgeschrittenem Alter bei höherer Lebensqualität Ihr Leben genießen.

Wenn Sie *Länger und gesünder leben* regelmäßig lesen möchten, schreiben Sie bitte an: *Länger und gesünder leben*, Leserservice, Koblenzer Str. 99, 53177 Bonn.

Außerdem erreichen Sie uns per Tel.: 0228/9550420, per Fax: 0228/3696106
oder per E-Mail: info@fid-gesundheitswissen.de